JN093941

ミッフィーの早引き
アセスメント&ケア
ハンドブック

最新改訂版

監修

稲冨惠子
順天堂大学名誉教授
順天堂大学保健看護学部特任教授

編著

工藤綾子
順天堂大学名誉教授
元順天堂大学大学院医療看護学研究科教授

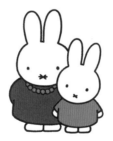

X-Knowledge

プロフィール

監修　**稲冨惠子**（いなとみ・けいこ）

医学博士。1966年順天堂大学医学部卒業。専門は呼吸器内科。JR東京総合病院成人科部長、順天堂短期大学学長、順天堂大学医療看護学部学部長、順天堂大学保健看護学部学部長を経て、現在は順天堂大学名誉教授・保健看護学部特任教授。著書に「最新これならわかる病院の検査のすべて」（同文書院）などがある。

編著　**工藤綾子**（くどう・あやこ）

医学博士。順天堂高等看護学校別科・放送大学卒業後、大正大学大学院人間学研究科社会福祉学博士前期課程修了。順天堂医療短期大学講師、順天堂大学医療看護学部・医療看護学研究科教授、順天堂大学医療看護学部長を経て、順天堂大学名誉教授。現在は順天堂大学大学院医療看護学研究科にて専門科目である感染看護特論の授業を担当している。著書に「看護に生かすフィジカルアセスメント」（共著、照林社）「早引き介護の感染症対応ハンドブック」（ナツメ社）がある。

編集協力	株式会社シナップス（佐藤千晶、湯川香子）、加藤泰朗
装幀・本文デザイン	松田行正 + 杉本聖士
イラスト	秋田綾子、北原功、スタジオ杉、寺平京子、村上綾、村上郁、堀野千恵子
DTP	TKクリエイト

　現在、医療に関する多くのハンドブックが出版されています。そのなか、本書は特徴として「ケアの視点からのコメント（アセスメントからケアへ）」を挿入してあります。看護師ばかりでなく、医療にかかわるすべての人に「なるほど」と参考になるものです。

　病院・施設および在宅において患者・家族を中心としたチーム医療が進められているなかで、看護師や医療スタッフが患者の身体を知ること、その人の生活環境を知ることが病態を判断するうえで大切なことと思われます。主観的な患者の情報を尊重したうえで、客観的な身体情報を得る。後者については、知識と技術の向上が求められます。

　患者と接するにあたって、あやふやな知識でなく、毎回正しい知識・技術であるかを確認をするために、本書は手ごろな大きさになっています。不明なことはその日のうちに本書で調べ、なおかつ、くわしい情報が必要な場合は、図書館やインターネットで調べてください。

　患者の生活環境を知ることが病気・障害の病態判断に重要なカギとなることが多々あります。この情報を得るためには、医療者に対して信頼感・安心感をもっていただくことが必要です。その第一歩は「誠実であることと、素早く行動すること」だと思っています。

　本書がみなさんの身近にあって、少しでも参考にしていただけましたら幸いです。

稲冨惠子

看護師が行うフィジカルアセスメントは、患者・利用者の
ニーズに的確に応えられる安全な看護ケアを提供するための
手段として、看護実践に取り入れられます。

　看護行為を行うときは、患者の心身の情報を看護の視点か
ら得る必要があります。

　介護・看護の現場では、チーム医療が展開されており、得
られた情報は、患者の利益と看護の質を維持するために共有
されます。在宅医療の現場においても、看護の充実が図られ、
今までは医師の判断に頼っていたことも、看護師による正確
なアセスメント能力を発揮することで、在宅医療を継続させ
ることにつながっています。

　専門性の高い看護師育成が始まっている今は、フィジカル
アセスメント能力を発揮し、看護のエビデンスを高めていく
必要があります。本書がその一助として活用されることを願っ
ております。

工藤綾子

第1章 バイタルサインの読み取り方

第2章 栄養に関連するアセスメント

第3章 皮膚・爪に関連するアセスメント

第4章 骨・関節・筋に関連するアセスメント

第5章 呼吸・循環に関連するアセスメント

第6章 口腔・消化・排泄に関連するアセスメント

第7章 神経・感覚に関連するアセスメント

第8章 痛みに関連するアセスメント

第9章 精神・心理に関連するアセスメント

第 **10** 章　高齢者のアセスメント

第 **11** 章　救急救命のアセスメント

付録

第 **1** 章

バイタルサインの 読み取り方

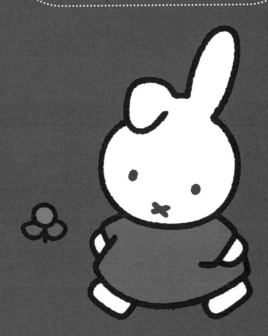

バイタルサインの基準値と異常値

体温、脈拍、血圧、呼吸など、生命維持を示す徴候である
バイタルサインを測定し、患者の健康状態を把握する。

バイタルサインの基準値

	体温 （℃）	脈拍数 （／分）	収縮期血圧 （mmHg）	拡張期血圧 （mmHg）	呼吸数 （／分）
新生児	36.5〜37.5 （環境温の 変化に左右 されやすい）	130〜140	60〜80	30〜50	40〜50
乳児		120前後	80〜90	60	30〜40
幼児		110前後	90〜100	60〜65	20〜30
学童		80〜90	100〜110	60〜70	18〜20
成人	36〜37	60〜80	110〜130	60〜90	16〜20
高齢者	成人より0.2〜 0.5℃低い	60〜70	110〜140	60〜90	16〜20

バイタルサインの異常値

	発熱 （℃）	頻脈／徐脈 （／分）	高血圧 収縮期血圧／ 拡張期血圧（mmHg）	頻呼吸／ 徐呼吸（／分）
新生児	37.5以上	200以上／ 90以下	ー	ー
乳児			120以上／ 70以上	
幼児				
学童		140〜160以 上／80以下	130〜135以上／ 80以上	
成人	37〜38以上	100以上／ 60以下	130以下／85以上	24以上／ 12以下
高齢者	37.5以上			

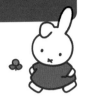

体温

体温の測定

体温の測定部位には、口腔、腋窩、鼓膜、直腸がある。患者の状態に合わせて適した方法を選ぶ。

1 バイタルサインの読み取り方

体温計の種類と特徴

- 電子体温計…日常的に使用される体温計。測定方法には予測式と実測式とがある。使用する機種の特徴と測定方法を理解して、測定にあたる。

- 耳式体温計…1～2秒で測定可能なため、小児に利用できる。

- 非接触式体温計…皮膚の表面から放射される赤外線量を測定し、体温に換算して表示する体温計。

予測式検温と実測式検温

予測式	検温開始からの温度とその後の変化から、体温を予測する方式 測定時間は20秒程度
実測式	測定部位のそのときの温度を測定する方式 測定時間は5～10分程度

・一定時間経過後に、予測式から実測式に移行するタイプの体温計が主流。
・医師からの指示があるなど、厳密な体温管理の必要がある場合は、実測式検温をする。

測定部位による体温の差

測定値は、体腔がつくられ、外気温の影響を受けにくい箇所のほうが高くなる。その差はおよそ以下のとおり。
- 直腸－鼓膜＝0.2～0.3℃
- 直腸－口腔＝0.4～0.6℃
- 直腸－腋窩＝0.8～0.9℃
- 口腔－腋窩＝0.2～0.3℃

011

口腔検温	舌小帯	体温計は舌小帯を避けて斜めに差し込み、先端を舌下中央部に当て、口を閉じる。唾液の分泌が増加しても、測定を続ける。口腔内に疾患がある患者や、意識障害・精神障害がある患者、咳嗽・呼吸困難のある患者、乳幼児などには不適。
腋窩検温	腋窩動脈の位置　30度	腋窩は腋窩動脈が走り、筋肉が重なるため、体表で最も体温が高くなる部位。発汗がないか確認し、体温計の先端を腋窩の最深部に約30度の角度で当て、腕を下ろして脇を閉じる。
鼓膜検温	耳介　鼓膜　プローブ　外耳道　測定値表示	耳介をやや上後ろ方向に引き上げ、耳式体温計のプローブを外耳道に挿入する（成人で2.5cmまで）。耳垢がたまっていると正確に測定できないので注意。 ※プローブの先にはディスポーザブルのカバーをかける。
直腸検温	 仰臥位での測定　　側臥位での測定	肛門から、成人で5〜6cm、乳幼児で3cm挿入し、3分以上測定する。正確な体腔の温度が得られる。乳児や意識のない患者、術後の患者の検温に適する。測定中は体温計を把持し、安全を確保する。

アセスメントからケアへ

» 生命維持を示す徴候（バイタルサイン）には、体温・脈拍・
呼吸・血圧の4種類の生理機能がある。

» バイタルサインの観察では、これらの数値を単独ではな
く、総合的にみて判断するという視点をもつことが重要
である。

» 一般的な病院では、入院患者に関するバイタルサイン
は、モニタリングシステムで同時に管理されている。

» 発熱の原因が究明されるまでは、解熱剤が使用されな
いこともある。

» 発熱が継続する患者の場合は、体力の消耗をきたし疲
労感を生じる。そのため、熱型を把握し、発熱する時
間帯や解熱の特徴などを把握する必要がある。

» 検査やケアは、体調を考慮して解熱後に行うようにプラ
ンニングし、体力の消耗を最小限にする。

» 熱が最高値まで上昇したあとは、発汗を伴いながら解
熱する。発汗した状態で放置すると、蒸発（蒸泄）によっ
て体熱が奪われ、寒気を生じ不快感が増す。すばやく
乾布清拭を行い、寝衣を交換する。

» 感染症流行期には、患者が感染しているかをアセスメン
トして、バイタルサインの収集にあたる。

体温異常の種類と原因

体温異常には、平熱より異常に高い高体温と、平熱より低い低体温があり、高体温には発熱とうつ熱がある。高体温の程度は「高熱」「中等度の発熱」「微熱」の3つに分けられる。

🐾 高体温と低体温

高体温	発熱	体温が平熱より1℃以上高い状態	視床下部にある体温中枢に、何らかの原因で異常が生じた場合に起こる
	うつ熱	体内の熱が放散の限界を超えた状態	異常な暑さや、激しい運動などで起こる
低体温	体温が35℃前後の状態		環境温の低下、老衰や栄養失調、甲状腺機能障害で起こる

🐾 体温異常と関連するおもな疾患・病態

高体温	高熱（39℃以上）	吸入麻酔薬や筋弛緩薬などによる悪性高熱、熱中症、脳血管障害・頭部外傷・脳腫瘍などによる中枢性高熱
	中等度の発熱（38〜38.9℃）	各種の感染症や炎症、内分泌・代謝性疾患
	微熱（37〜37.9℃）	血液疾患、悪性腫瘍
平熱（35.5〜36.9℃）		
低体温（35℃前後）		事故や不慮の事態による偶発性低体温症、低体温療法、低体温麻酔

熱型

発熱の経過を示すパターンを熱型といい、疾病によって特有の形をとる。

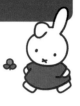

 熱型の定義と関連するおもな疾患・病態

熱型の種類	稽留熱	弛張熱	間欠熱	波状熱
定義	高熱が持続し、1日の温度差が1℃以内である	1日の温度差が1℃以上あり、低いときも37℃以下にならない	1日の温度差が1℃以上あり、低いとき37℃以下になることもある	数日以上の発熱期と解熱期を交互に繰り返す
関連するおもな疾患	肺炎、発疹チフス、腸チフス、粟粒結核、化膿性骨髄炎など	結核、敗血症、化膿性疾患、悪性腫瘍、ウイルス性感染症など	マラリア、回帰熱、胆道感染症など	ブルセラ病、ホジキン病など

🐾 解熱の型

分利		かん散	
	高熱から平熱に数時間以内で戻るもの。多くは発汗を伴う		数日をかけて、徐々に平熱に戻るもの

脈拍の測定法と
脈拍の異常

脈拍は心臓の拍動とほぼ一致するため、速度やリズムから心臓の状態を知ることができる。

測定部位

動脈が体表近くを通っている場所で測定することができる。一般的には橈骨動脈で測定する。

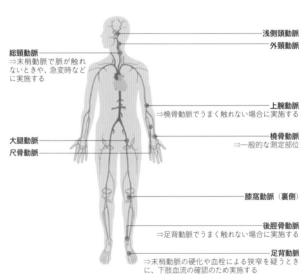

浅側頭動脈

外頸動脈

総頸動脈
⇒末梢動脈で脈が触れないときや、急変時などに実施する

上腕動脈
⇒橈骨動脈でうまく触れない場合に実施する

橈骨動脈
⇒一般的な測定部位

大腿動脈

尺骨動脈

膝窩動脈（裏側）

後脛骨動脈
⇒足背動脈でうまく触れない場合に実施する

足背動脈
⇒末梢動脈の硬化や血栓による狭窄を疑うときに、下肢血流の確認のため実施する

測定方法 ···

　示指、中指、環指 (第2、3、4指) の指腹をそろえ、動脈の走行に
対して直角になるように軽く当てる。脈拍の左右差の有無も確認
する。

橈骨動脈

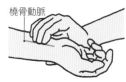

- 左右差がなければ一側で、
  1分間測定する。
- 脈拍数、リズム、脈の大き
  さ、緊張度 (硬度) をみる。

脈拍の異常と関連するおもな疾患・病態 ·············

異常の種類	脈の触れ方	関連するおもな疾患・病態
脈拍数の異常	頻脈：100回／分以上	興奮、発熱、疼痛、出血性ショック、うっ血性心不全、甲状腺機能亢進症、発作性頻拍、貧血
	徐脈：60回／分以下	神経原性ショック、頭蓋内圧亢進症、完全房室ブロック、偶発性低体温症、薬剤性
性状の異常	奇脈：吸気時に弱くなり、ときに触れなくなる	急性心膜炎などによる心タンポナーデ
リズムの異常	結滞：脈拍が途切れたり、とんだりする	（頻回にわたる場合）心室性期外収縮、房室ブロック
	不整脈：リズム・間隔・大きさなどが不規則で、脈が途中で抜けることがある	洞不全症候群、房室ブロック、心房細動、上室性期外収縮、心室性期外収縮
左右差	左右のどちらかが弱く触れる	解離性大動脈瘤、血栓塞栓症

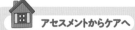

» 脈拍の測定は、簡単に体調を把握できる方法のひとつである。体調管理を意識する必要がある人、とくに、頻脈や不整脈など脈拍の異常が確認される人は、自覚症状の確認、脈拍の測定方法を理解し、日常生活のなかで、セルフケアができるようになることが求められる。

» 脈拍の正常値は年齢によって異なる。また、ほかのバイタルサインとも影響しあっている。ケアの場面では、そのことを理解して、数値が正常か異常かを判断する必要がある。

» 脈拍の正常値は、年齢を重ねるとともに少なくなる傾向がある。たとえ同じ脈拍数でも、年齢層によって、意味することがそれぞれ異なる (例えば脈拍80回／分は成人にとっては正常値であるが、高齢者にとっては頻脈傾向、新生児にとっては徐脈傾向と判断される)。

» 介助が必要な人の場合は、心負荷が過剰にならないよう、脈拍数や脈拍の性状をアセスメントし、移動は歩行にするか車いすを活用するかなどの判断、手術後・回復期におけるリハビリを進めるための判断に用いる。

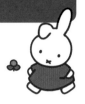

血圧の測定

収縮期血圧（最高血圧）と拡張期血圧（最低血圧）の
値により、血圧の異常の有無を知る。測定法には、触診
法と聴診法がある。

 血圧測定に用いる器具 ・・・・・・・・・・・・・・・・・・・・・・・・

- 血圧計…アネロイド血圧計、電子血圧計がある。
- マンシェット（カフ）…患者の体格、年齢、測定部位に応じて適した
  ものを選ぶ。
- 聴診器…聴診法で用いる。

血圧測定の基礎知識 ・・・・・・・・・・・・・・・・・・・・・・・・・・・・・

測定部位	上腕部：肘窩部の上腕動脈 大腿部：膝窩部の膝窩動脈 下腿部：後脛骨動脈または足背動脈	
マンシェットの準備	ゴム嚢の幅（成人）	上腕：12〜14cm　大腿：18〜20cm
	ゴム嚢の長さ（成人）	上腕：22〜24cm　大腿：48〜50cm
	マンシェットの位置	上腕：下端が肘窩の2〜3cm上 大腿：大腿の下1／3が隠れるように
	巻く強さ	指が1〜2本入る程度
測定前の安静時間	測定する体位で5分以上	

触診法による測定 ・・・・・・・・・・・・・・・・・・・・・・・・・・・・・

①マンシェットを巻く。
②橈骨動脈を触知しながら加圧していく。
③脈が触れなくなったら、さらに約20mmHg加圧する。
④1拍動につき2mmHgずつ、ゆっくりと減圧する。
⑤減圧して脈が触れ始めたとき（あるいは加圧して脈が触れなく
なったとき）の値を、収縮期血圧（触診法では拡張期血圧は測定で
きない）として読みとる。

🌸 聴診法による測定

　聴診法では、聴診器を通して血管壁に伝わる心拍動の音を聴く。この音をコロトコフ音といい、音の変化により収縮期血圧と拡張期血圧を知ることができる。

> ①マンシェットを巻き、上腕動脈の拍動部位（肘窩部）で脈拍を確認し、そこに聴診器の膜面を当てる。
> ②イヤーピースを耳に当てる。
> ③触診法による収縮期血圧の値より15〜20mmHg高い値まで加圧する。
> ④1拍動につき2mmHgずつ、ゆっくりと減圧する。
> ⑤減圧して心拍音が聴こえ始めたとき（スワンの第1点）の値を収縮期血圧、さらに減圧してすべての音が消失したとき（スワンの第5点）の値を拡張期血圧として読み取る。
> ※目盛と目盛の間になった場合は、下の目盛の値をとる。

🌸 聴診法による血圧測定時のコロトコフ音の変化

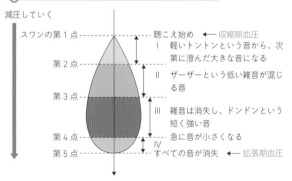

減圧していく

スワンの第1点 ······· 聴こえ始め ← 収縮期血圧

Ⅰ　軽いトントンという音から、次第に澄んだ大きな音になる

第2点 ·······

Ⅱ　ザーザーという低い雑音が混じる音

第3点 ·······

Ⅲ　雑音は消失し、ドンドンという短く強い音

第4点 ·······　急に音が小さくなる

Ⅳ

第5点 ·······　すべての音が消失 ← 拡張期血圧

血圧基準値と血圧の異常

血圧にはさまざまな指標があるが、ここでは日本高血圧学会の基準を示す。診察室血圧値で140／90mmHg、家庭血圧値で135／85mmHg以上を高血圧とする。

🐾 血圧値の分類（成人）

※収縮期血圧と拡張期血圧が異なる分類に属する場合は、高いほうの分類とする。

分類	診察室血圧（mmHg）		
	収縮期血圧		拡張期血圧
正常血圧	＜120	かつ	＜80
正常高値血圧	120-129	かつ	＜80
高値血圧	130-139	かつ／または	80-89
Ⅰ度高血圧	140-159	かつ／または	90-99
Ⅱ度高血圧	160-179	かつ／または	100-109
Ⅲ度高血圧	≧180	かつ／または	≧110
（孤立性）収縮期高血圧	≧140	かつ	＜90

出典／日本高血圧学会高血圧治療ガイドライン作成委員会 編：高血圧治療ガイドライン2019、2019

🐾 平均血圧（MBP）

　収縮期血圧と拡張期血圧の影響を受けにくい、末梢の細い血管の血圧。上腕動脈で測定した値を用いて、

（収縮期血圧 − 拡張期血圧）÷3 ＋ 拡張期血圧

の式で求める。

　平均血圧の数値は動脈硬化のリスクを示す指標となる。基準値は90未満が望ましいとされる。

（診察室）血圧に基づく脳心血管病リスク層別化 ‥‥‥‥‥‥‥‥‥

血圧分類 / リスク層	高値血圧 130～139／80～89mmHg	I度高血圧 140～159／90～99mmHg	II度高血圧 160～179／100～109mmHg	III度高血圧 ≧180／≧110mmHg
リスク第一層 予後影響因子がない	低リスク	低リスク	中等リスク	高リスク
リスク第二層 年齢（65歳以上）、男性、脂質異常症、喫煙のいずれかがある	中等リスク	中等リスク	高リスク	高リスク
リスク第三層 脳心血管病既往、非弁膜症性心房細動、糖尿病、蛋白尿のある慢性腎臓病（CKD）のいずれか、または、リスク第二層の危険因子が3つ以上ある	高リスク	高リスク	高リスク	高リスク

JALSスコアと久山スコアより得られる絶対リスクを参考に、予後影響因子の組合せによる脳心血管病リスク層別化を行った。

層別化で用いられる予後影響因子は、血圧、年齢（65歳以上）、男性、脂質異常症、喫煙、脳心血管病（脳出血、脳梗塞、心筋梗塞）の既往、非弁膜症性心房細動、糖尿病、蛋白尿のあるCKDである。

出典／日本高血圧学会高血圧治療ガイドライン作成委員会 編：高血圧治療ガイドライン2019、2019

 アセスメントからケアへ

» 血圧の値は、降圧剤の投薬量の目安や安静度の判断データとして活用される。血圧の変動に伴う症状としては、頭痛、肩こり、吐き気などの自覚症状がある。自覚症状のない人もいる。

» 脈拍などの測定とともに付随症状のアセスメントを行う。また、急変時、検査前後に測定するのはもちろんのこと、入浴前後や苦痛を伴う処置において血圧値を確認し、全身状態をアセスメントする。

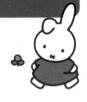

呼吸

呼吸の測定法

呼吸の型、回数、深さ、リズムを測定し、呼吸障害の
有無を確認する。

1

バイタルサインの読み取り方

呼吸測定の基礎知識

呼吸の型 女性は胸式呼吸が、男性は腹式呼吸が優位になることが多い	胸式呼吸	おもに胸郭（肋間筋）の運動による呼吸
	腹式呼吸	おもに横隔膜の運動による呼吸
	胸腹式呼吸	胸郭と横隔膜をあわせて行う、深い呼吸
正常な回数（成人）	16〜20回／分	
呼吸の深さ（成人）	1回換気量約500mL	
呼吸のリズム	吸息期：呼息期：休息期＝1：1.5：1	
観察ポイント	呼吸数、呼吸の深さ、呼吸のリズム、呼吸の型、異常呼吸の有無、随伴症状の有無	

呼吸測定のポイント

- 時計またはストップウォッチを使って、1分間、胸郭や腹壁の動きを見て、呼吸数を測定する。
- 呼吸数測定の際に、呼吸の深さやリズムなどを観察する。
- 呼吸筋は随意筋であり、緊張したり、意識したりすることによって変わることがあるため、患者には測定・観察していることを説明しない場合もある。
- 呼吸が微弱な患者には、鼻腔の前に薄い紙片や羽毛をかざして、その動きを見たり、手鏡のくもりや鼻翼の動きで測定したりする方法もある。

呼吸パターンと呼吸の異常

呼吸の異常には、回数・深さ・リズムなど性状の異常と、通常の呼吸には用いない大胸筋や頸部の筋を用いて胸部を大きく動かす努力呼吸がある。

🐾 呼吸の異常と関連するおもな疾患・病態 ・・・・・・・・・・・・

	異常の種類と特徴 （正常なパターン〜〜〜〜）		関連するおもな疾患・病態
呼吸数と深さの異常	頻呼吸	呼吸数25回／分以上、深さは変わらない	発熱、感染症、肺炎、呼吸不全、心不全、髄膜炎
	徐呼吸	呼吸数9回／分以下、深さは変わらない	頭蓋内圧亢進、麻酔薬・睡眠薬使用、モルヒネ依存症
	過呼吸	1回の換気量が増加、回数は変わらない	激しい運動・情動、神経症、過換気症候群、代謝性アシドーシス
	減呼吸	1回の換気量が減少、回数は変わらない	胸郭の運動障害、呼吸筋の筋力低下
	多呼吸	呼吸数、換気量ともに増加	過換気症候群、肺塞栓、胸水貯留、代謝性アシドーシス
	少呼吸	呼吸数、換気量ともに減少	死亡の直前
	浅促呼吸	吸息は速く、呼息はゆっくりになる	胸郭の運動障害、肺水腫、肺気腫
	無呼吸	休息期が長く、呼吸が一時的に停止した状態	呼吸中枢機能の障害、睡眠時無呼吸症候群
	クスマウル呼吸	非常に深く、ゆっくりとした呼吸で、雑音を伴う	糖尿病昏睡による代謝性アシドーシス

リズムの異常	チェーンストークス呼吸	無呼吸→深い呼吸→過呼吸→浅い呼吸→無呼吸を繰り返す	重症心不全、脳出血、脳腫瘍、中枢神経疾患、尿毒症、睡眠薬使用、急性アルコール中毒
	ビオー呼吸	無呼吸と4～5回の呼吸を不規則に繰り返す	脳外傷、脳腫瘍、脳膜炎
	群発呼吸	頻呼吸と無呼吸が交互に起きる	呼吸中枢の病変

🐾 努力呼吸・その他の異常呼吸と関連するおもな疾患・病態 ·····

	異常の種類と特徴		関連するおもな疾患・病態
努力呼吸	陥没呼吸	吸息期に鎖骨上窩、肋間腔、胸骨部などが著しく陥没する	気道の狭窄が強いとき、特発性呼吸窮迫症候群
	鼻翼呼吸	鼻翼が膨んだり、縮んだりし、喉頭が下がる	重篤な呼吸不全、死亡の直前
	下顎呼吸（あえぎ呼吸）	吸息期に下顎を大きく開く	重篤な呼吸不全、死亡の直前
	口すぼめ呼吸	鼻から息を吸い、口をすぼめてゆっくりと吐く	喘息、COPD（慢性閉塞性肺疾患）
その他の異常呼吸	奇異呼吸	胸壁の一部が吸息期に陥没し、呼息期に膨隆する	開放性胸部外傷、肋骨胸郭損傷
	起座呼吸	起座位で枕などを抱え込む姿勢での呼吸	喘息、左心不全、肺疾患
	片側臥位呼吸	片側胸腔に病変がある場合の側臥位での呼吸	胸水、一側無気肺

» 呼吸器系、循環器系の疾患をもつ患者の場合、呼吸の
アセスメントはケアを行ううえで重要な情報となる。と
くに呼吸困難のある患者のケアは、呼吸数だけでなく、
呼吸の性状とともに、パルスオキシメーターを用いて経
皮的動脈血酸素飽和度（SpO₂）を確認し、安全なケアを
行うための目安とする。

» パルスオキシメーターは、在宅療養者が多くなるなか
で、在宅酸素療法を行っている人にとって、簡単に、即
時に、連続的に、かつ非侵襲的に、動脈血酸素飽和度
を測る器械であり、そのデータは自己の体調をアセスメ
ントするうえで、欠かすことができない。ちなみに経皮
的動脈血酸素飽和度は96％以上が正常（基準値）である。

» COPD（慢性閉塞性肺疾患）患者は咳嗽、喘鳴、息切れ（呼吸
困難）の程度、胸部絞扼感、水様性鼻汁および／または
鼻瘙痒感の症状の有無、喫煙の有無を把握し、呼吸法
の習得ができていないときには「口すぼめ呼吸」と「腹
式（横隔膜）呼吸」を指導する必要がある。

» 心不全患者においては、息切れや呼吸困難の程度の把
握が安静状況と治療の効果を確認する情報となる。
ニューヨーク心臓協会の心不全の重症度分類（NYHA分
類）を用い、的確に判断する。

» 呼吸困難時は、適切な酸素吸入と呼吸法を取り入れ、
本人が最も楽な体位を保持しながら、安静を保つこと
が求められる。

第 **2** 章

栄養に関連する
アセスメント

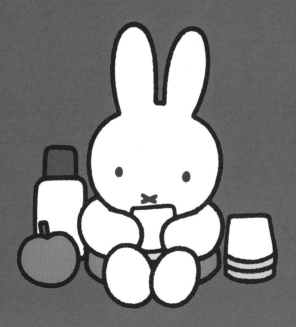

肥満の判定基準

身長と体重から算出する体格指数（BMI*）により、肥満、やせの程度を判定する。

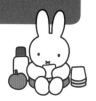

BMI、標準体重、肥満度の求め方

　ボディマス指数（BMI）とは、体格を示す指標。国際的に使用されている。以下の計算式で求める。

BMI＝体重 (kg) ÷身長 (m)²

　BMI22が統計学的に最も疾病にかかりにくく、22から離れるほど罹患率が上がる。BMIが22になる体重をBMIによる標準（適正）体重といい、以下の式で求める。

標準体重 (kg) ＝身長 (m)²×22

　肥満度は現（実測）体重が標準体重からどれくらい離れているかを割合で示すもので、以下の式で求める。

肥満度 (%) ＝（現体重－標準体重）÷標準体重×100

※子どもの場合は、正確に肥満度が計算できるように、年齢ごとに「身長別の標準体重」が決められている。

肥満度の分類

	BMI (kg/㎡)	WHO基準
低体重	18.5未満	Underweight
普通体重	18.5以上～25未満	Normal range
肥満（1度）	25以上～30未満	Pre-obese
肥満（2度）	30以上～35未満	Obese class I
肥満（3度）	35以上～40未満	Obese class II
肥満（4度）	40以上	Obese class III

*1 ただし、肥満（BMI≧25）は、医学的に減量を要する状態とは限らない。なお、標準体重（理想体重）はもっとも疾病の少ないBMI22を基準として、標準体重 (kg) ＝身長 (m)²×22で計算された値とする。

*2 BMI≧35を高度肥満と定義する。

出典／日本肥満学会編：肥満症診療ガイドライン2016、2016

体重変化の チェック

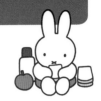

体重の推移をみていくことで、栄養状態を把握する。体重の変化を知ることは、とくに高齢者の低栄養のチェックには重要である。

標準体重に対する現（実測）体重の比率を割合で表すものを％標準体重といい、以下の式で求める。

％標準体重（%）＝現体重÷標準体重×100

%標準体重（%）		
	＞90	普通
	80〜89	軽度栄養障害
	70〜79	中等度栄養障害
	＜69	高度栄養障害

健常時体重に対する現体重の変化の割合を表すものを％体重変化といい、次の式で求める。

％体重変化（%）＝（健常時体重−現体重）÷健常時体重×100

期間	%体重変化にみる有意な減少率
1週間	%体重変化≧1〜2%
1カ月	%体重変化≧5%以上
3カ月	%体重変化≧7.5%以上
6カ月以上	%体重変化≧10%以上

 アセスメントからケアへ

» 1日の体重変動は、ほとんどが水分の出入りによるものである。体重は、週1度、曜日と時間帯を決めて測る。

体脂肪の測定

体脂肪には皮下脂肪と内臓脂肪がある。皮下脂肪厚と
体脂肪率は、過体重と肥満の判定に用いる。体脂肪率
は体脂肪計による測定が簡便である。

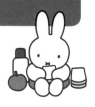

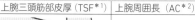

皮下脂肪厚法による測定と基準値

測定部位の決め方	測定方法	
肩甲骨肩峰突起 尺骨肘頭突起 肩甲骨肩峰突起と尺骨肘頭突起の中間点で測る。利き腕でない側、麻痺のない側で行う	上腕三頭筋部皮厚（TSF*¹） 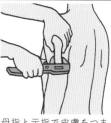 母指と示指で皮膚をつまみ、ノギスではさんで測定する	上腕周囲長（AC*²） 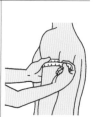

指標	基準値
上腕三頭筋部皮厚（TSF）	男性：18.3mm　女性：15.8mm
上腕周囲長（AC）	男性：27.4cm　女性：25.8cm
上腕筋囲（AMC*³） 　＝ AC − 0.314 × TSF で求める	男性：24.8cm 女性：21.0cm

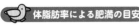
	適正値	軽度肥満	中等度肥満	重度肥満
男性	10～20%未満	20～25%未満	25～30%未満	30%以上
女性（15歳以上）	20～29%未満	30～35%未満	35～40%未満	40%以上

※目安は医療機関などにより異なる場合がある。世界的な基準は未定。

2

栄養に関連するアセスメント

腹囲の測定

　腹囲は臍の位置における腹部の周囲径であり、成人ではメタボリックシンドロームの診断基準や、腹水貯留の状態を判断する基準となる。

腹囲測定位置

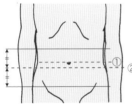

①通常の測定位置
②腹部が下がり、臍が下方にあるときの測定位置
（肋骨下線と上前腸骨棘の中間）

内臓脂肪面積の測定

　内臓脂肪面積は腹部CT検査により求める。臍の位置での断面積に内臓脂肪面積が100cm^{2}以上を占める場合、内臓脂肪型肥満とされる。

» 体重に対して「体脂肪の重さ」が占める割合のことを体脂肪率という。体脂肪はエネルギーを貯蔵し、内臓を保護するなどの役割がある。

» 体脂肪は、年を重ねるごとに増える傾向がある。なかでも内臓脂肪型肥満は健康障害を伴いやすいハイリスク肥満とされ、メタボリックシンドロームが懸念される。

» メタボリックシンドロームとは、内臓脂肪型肥満で、さらに高血圧・高血糖・脂質異常のうち2つ以上が該当する場合をさす。将来、高血圧や糖尿病を発症させ、ひいては心疾患や脳血管疾患などの動脈硬化性疾患を引き起こす可能性がある。

» 子どもの肥満も同様であり、糖尿病予備群になる可能性がある。

» 体重、体脂肪の測定、腹囲測定、BMI (大人) のほか、血液検査 (中性脂肪 [トリグリセライド]、HDLコレステロール、血圧、空腹時血糖) の値も含めた検査が求められる。評価した結果は、食生活や運動指導の目安に使用される。

» 肥満症の人の食生活では、①食べる量が多すぎる、②間食や酒のエネルギーを考えていない、③食べるスピードが速いなどの特徴がみられる。食環境をアセスメントし、偏りのある部分に教育的にかかわる必要がある。

肥満症診断の
フローチャート

BMI25以上で、肥満関連疾患（耐糖能障害など11疾患）
のうち1つ以上を合併するか、内臓脂肪面積が100cm²以上
である場合を肥満症と診断する。

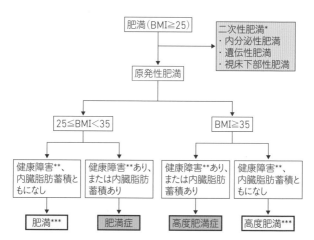

```
           肥満（BMI≧25）  ────────→ ┌─────────────────┐
                 │                    │ 二次性肥満*       │
                 │                    │ ・内分泌性肥満     │
                 ↓                    │ ・遺伝性肥満       │
            原発性肥満                 │ ・視床下部性肥満   │
                 │                    └─────────────────┘
       ┌─────────┴─────────┐
  25≦BMI<35              BMI≧35
```

健康障害**、内臓脂肪蓄積ともになし	健康障害**あり、または内臓脂肪蓄積あり	健康障害**あり、または内臓脂肪蓄積あり	健康障害**、内臓脂肪蓄積ともになし
肥満***	肥満症	高度肥満症	高度肥満***

出典／日本肥満学会編：肥満症診療ガイドライン2016、2016

*　常に念頭において診療する
**　肥満に起因ないし関連し、減量を要する健康障害：耐糖能障害、脂質異常症、高血圧、高尿
　　酸血症・通風、冠動脈疾患（心筋梗塞・狭心症）、脳梗塞（脳血栓症・一過性脳虚血発作）、
　　脂肪肝（非アルコール性脂肪肝疾患／NAFLD）、月経異常、不妊、睡眠時無呼吸症候群
　　（SAS）・肥満低換気症候群、運動器疾患（変形性関節症、変形性脊椎症、手指の変形性関
　　節症）、肥満関連腎臓病
***　肥満、高度肥満でも減量指導は必要

栄養

必要エネルギー量 の算出

患者の状態に合わせた必要エネルギー量を求め、栄養指導
計画を作成する。

🦆 必要エネルギー量（TEE[*1]）の算出式 ・・・・・・・・・・・・

必要エネルギー量（kcal／日）
＝基礎代謝量（kcal／日）×活動係数×障害係数

🦆 基礎代謝量（BEE[*2]）の求め方 ・・・・・・・・・・・・・・・

　基礎代謝量の算出方法には、以下の3つがある。

①ハリス・ベネディクトの式から算出する。W：体重 (kg)、
H：身長 (cm)、A：年齢 (歳)

男性　BEE（kcal／日）＝66.47＋（13.75×W）＋（5.00×H）－（6.76×A）
女性　BEE（kcal／日）＝655.10＋（9.56×W）＋（1.85×H）－（4.68×A）

②簡易式から算出する。W：体重 (kg)

男性　BEE（kcal／日）＝14.1×W＋620
女性　BEE（kcal／日）＝10.8×W＋620

③体重から算出する。W：体重 (kg)

BEE（kcal／日）＝25（kcal／kg）×W

🦆 活動係数 ・・・・・・・・・・・・・・・・・・・・・・・・・・・・

寝たきり（意識低下状態）	1.0
寝たきり（覚醒状態）	1.1
ベッド上安静	1.2

ベッド外活動あり	1.3
一般職業に従事	1.5〜1.7

🐤 障害係数 ・・・・・・・・・・・・・・・・・・・・・・・・・・・・・・・

飢餓状態	0.6〜0.9
ストレスなし	1.0
手術	軽度：1.1　中等度：1.2　高度1.8
がん	1.1〜1.3
腹膜炎／敗血症	1.2〜1.4
重症感染症／多発外傷	1.2〜1.4
熱傷	1.2〜1.4
多臓器不全	1.2〜1.4
骨折	1.35

アセスメントからケアへ

» 1日の必要エネルギーは適正エネルギーともいう。これ
　は、個人差があり、身長・体重・年齢・毎日の活動量、
　さらに病状などによって異なる。患者の食事は、上記
　内容を考慮し、1日のカロリーが決定される。

» 食事が口から摂取できない場合には、経管、経腸、完
　全静脈栄養法TPN(total parenteral nutrition) が検討される。
　どのような方法を選択するにしても、必要エネルギーを
　計算する。

» とくに、糖尿病患者などは適切なカロリーの摂取が治
　療となる。指示されたエネルギー量が守られる必要があ
　り、摂取状況の観察につなげる。

» 食事量と関連データとを分析して病態像の把握と関連
　づけ、適正な体重が維持されるよう指導につなげる。

経管栄養法の選択

低栄養の疑いのある患者に対して、状態に合った栄養投与ルートを選択する。

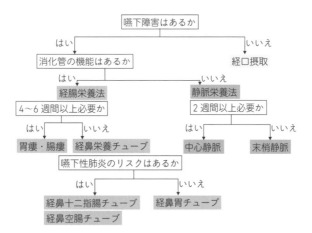

```
                    嚥下障害はあるか
        はい ←────────────────────→ いいえ
消化管の機能はあるか                    経口摂取
  はい ←──────────→ いいえ
経腸栄養法              静脈栄養法
4～6週間以上必要か        2週間以上必要か
 はい ←→ いいえ          はい ←→ いいえ
胃瘻・腸瘻  経鼻栄養チューブ   中心静脈  末梢静脈
嚥下性肺炎のリスクはあるか
  はい ←──────────→ いいえ
経鼻十二指腸チューブ       経鼻胃チューブ
経鼻空腸チューブ
```

アセスメントからケアへ

» 栄養法の選択は、患者の病態、期間などを検討し決定する。胃瘻栄養法 (PEG) は、瘻孔部周囲の皮膚の清潔を保ち、発赤、腫脹、肉芽、出血、疼痛、瘻孔部からの消化液や注入物の漏れなどの徴候に注意する。経鼻カテーテル挿入では、詰まりや圧迫の有無を確認し、定期的に入れ替える。

脱水診断のための 問診・視診・触診

脱水症の種類を判別し、その程度を把握する。

🦆 脱水症の種類 ·····················

高張性脱水症	水分の欠乏 ＞ ナトリウム（電解質）の欠乏
低張性脱水症	水分の欠乏 ＜ ナトリウム（電解質）の欠乏
等張性脱水症 （混合型）	水分の欠乏 ＝ ナトリウム（電解質）の欠乏 脱水症の多くは混合型である

🦆 問診・視診 ·····················

問診	口渇が強い		水欠乏症
	倦怠感・脱力感が強い		ナトリウム欠乏症
	悪心・嘔吐がある		ナトリウム欠乏症
	頭痛がある		ナトリウム欠乏症
	立ちくらみがある		ナトリウム欠乏症でみられることもある
	意識レベル	興奮状態	水欠乏症
		傾眠傾向	ナトリウム欠乏症
		昏睡	ナトリウム欠乏症、水欠乏症ともに悪化
視診	口腔粘膜の乾燥		水欠乏症

触診

他の要素と合わせて総合的に判断する。

皮膚ツルゴール テスト	①手の甲を軽くつまむ ②つまんだ皮膚の戻りをみる ③2秒で戻らない場合は脱水症を 疑う	
皮膚温の確認	冷感：血流低下によって起こる 熱感：体重が2%以上減少すると 体温が上昇する（脱水熱）	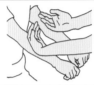

 アセスメントからケアへ

» 高齢者、乳幼児は脱水を起こしやすいが、両者ともに、脱水症状を訴えることがむずかしい場合もある。脱水症を起こしやすい高温多湿の環境にないか、食事量は減っていないかなど、本人以外からのアセスメントが重要となる。

» 子どもでは「機嫌が悪い」「ぐずる」、高齢者では「何となく元気がない」といったささいな症状が脱水症のサインになることを理解し、アセスメントする。

» 入院患者で、嘔吐や下痢が続いている状況では、尿量やバイタルサイン、1日の補液量、経口からの摂取量の確認のほか、意識レベルの確認なども行う。

水分出納の確認

体内の水分は、摂取量と排泄量が同じになるように調節され、一定に維持されている。脱水を防ぐために1日の水分出納を確認する。

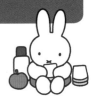

1日の水分出納

IN（摂取量：mL）		OUT（排泄・喪失量：mL）	
代謝水*	300	排尿	1,500
飲水	1,100	排便	100
食物中の水分	1,200	不感蒸泄	1,000
合計	2,600	合計	2,600

必要水分量（mL）= 35（mL/kg）×現在の体重（kg）

（成人で発熱のない場合）

※必要水分量は体温が1℃上昇するごとに、150mLずつ加算する。

脱水の重症度と推定体液喪失量

重症度	臨床所見	推定体液喪失量
軽症	軽い口渇、尿量の減少	1～2L
中等度	高度の口渇、口腔粘膜の乾燥	2～4L
	乏尿、頻脈	4～6L
重症	乏尿または無尿、頻脈または徐脈、皮膚ツルゴール低下、低血圧、ショック	6L以上

* 食物から得られた栄養素が酸化されるときに生じる水。

アセスメントからケアへ

» 体内の水分量は、つねに摂取量と排泄量が同じになるように調節されている。

» 水分は、飲食で2.3L、代謝水により0.3L生成され、不感蒸泄により1.0L、排尿により1.5L、排便時に0.1L排出される。これらは、生活・環境、さらには対象者の状態によっても違ってくる。そのため、水分の出納管理は、患者が重篤で厳密な水分出納管理が必要な状態なのか、普通に生活が送れている状態に近いのかなどによっても必要性が違ってくる。

» 厳密に水分出納を考えるときはバランスシートを作成し、スケールで体重と尿量、排便状況と量、出血量、ドレーン排液量、吐物の量、輸液量・経口水分量などを継続的に把握する。同時に、全身状態では発熱、浮腫、中心静脈圧 (CVP)、皮膚の張り、発汗などの情報とも関連づけ、把握する。

» 水分が不足している場合、反対に水分が過剰と判断された場合も、その要因となっている背景、つまり、経口水分量だけでなく、現在の疾患とその治療に関する情報や投与されている薬物、環境との関連性も分析する。

第 **3** 章

皮膚・爪に関連する
アセスメント

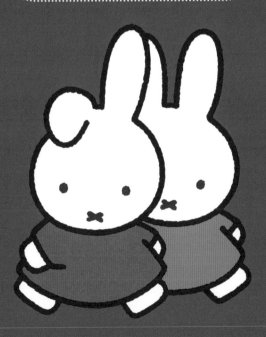

皮膚の異常

皮膚を観察して異常を発見し、関連する疾患や病態を
推測する。

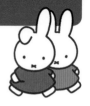

 皮膚の観察ポイント ・・・・・・・・・・・・・・・・・・・・・・・・・・

- 視診：色素性変化の有無、発疹・発赤・湿疹の有無を
  確認する。
- 触診：湿潤あるいは乾燥、弾力・伸展性の有無、浮腫
  の有無を確認する。

 皮膚色（おもに顔色）の異常 ・・・・・・・・・・・・・・・・・・・・・・・

皮膚色	機序		関連するおもな疾患・病態
蒼白〜 白色	血流の低下、血管収縮、赤血球・血色素減少	出血	外傷、手術後、大動脈瘤破裂、胃潰瘍、食道静脈瘤破裂、痔、子宮筋腫、腹部悪性腫瘍
		臓器疾患	大動脈解離、心筋梗塞、胃・十二指腸穿孔、肺血栓・塞栓症
		貧血	鉄欠乏性貧血、溶血性貧血、悪性貧血
		立ちくらみ	起立性低血圧、一過性脳虚血
		緊張・ショック	不安、物理的・精神的ストレス
赤色	血流の増加、血管拡張、血色素増加	発熱	炎症、感染症
		発疹	皮膚疾患
		高血圧	本態性高血圧、2次性高血圧
		多血症	赤血球増加症
		赤面	物理的・精神的ストレス
		アルコール摂取	酒皶（しゅさ）*

　　＊　鼻の先や頬などの毛細血管が拡張して皮膚が赤くなり、ニキビ状の丘疹や膿疱を生じる慢性の
　　　　皮膚疾患。

桜桃色	一酸化炭素ヘモグロビンの増加	一酸化炭素中毒	
黄色	色素沈着（カロテン、ビリルビン）	カロテン血症	
		黄疸	肝胆道系疾患、膵がん、溶血性貧血
褐色	色素沈着（メラニン）	アジソン病、悪性腫瘍による悪液質、ヘモクロマトーシス	
青紫色（チアノーゼ）	還元型ヘモグロビンの増加	心肺疾患	うっ血性心不全、肺高血圧症

 皮膚のかゆみを伴うおもな疾患・病態

アトピー性皮膚炎	小児期に多く発症するアレルギー性疾患	
接触性皮膚炎	かぶれ。特定の物質の接触部位に起こる炎症	
蕁麻疹	特定の食べ物の摂取や、接触による浮腫性の発疹	
白癬	カビの一種である白癬菌の感染症。足の裏や手にできたものが水虫	
疥癬	ヒゼンダニの寄生による感染症。通常疥癬と角化型疥癬（ノルウェー疥癬）の2タイプがある。角化型疥癬は免疫力が低下した患者にみられ、通常疥癬よりも感染力が強い	
皮膚瘙痒症（原因となる皮膚疾患を伴わない）	限局性	老化に伴う皮膚の乾燥、尿道炎・前立腺炎・痔・卵巣機能低下・肝障害などによる外陰部・肛門のかゆみ
	全身性	慢性腎不全、黄疸、糖尿病、甲状腺機能亢進・低下症、更年期不定愁訴症候群、精神的なストレス

 アセスメントからケアへ

» 皮膚は、肌に潤いを与える弱酸性の皮脂膜に覆われ、雑菌やカビなどから身体を保護する機能を持っている。とくに高齢者は、老化や免疫力の低下により、細菌による感染や疾患に罹患しやすいので、清潔な状況を保つことが重要である。

皮膚発疹の分類

皮膚の病変は、発疹または皮疹という。大きさや形、隆起または陥没などの状態によって分類する。

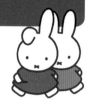

 原発疹

皮膚に原発性に現れる一次的な発疹を原発疹という。

斑	紅斑 表皮 真皮	隆起しない平坦な発疹で、直径1cm以上。以下の変色がある。 紅斑：皮下の血管拡張により生じる 白斑：色素欠如などの色素の異常、または血流量低下により生じる 紫斑：皮下の出血により生じる 色素斑：青、黒、褐色など。メラニンなどの色素の沈着により生じる
隆起性発疹	膨疹 一過性に起こる発疹。一般にかゆみと紅斑を伴う。蕁麻疹の主症状	**丘疹・結節・腫瘤** 丘疹は限局性に皮膚が隆起する病変で、漿液性、充実性などに分ける。通常は直径1cm未満。1cm以上のものを結節、3cm以上のものを腫瘤という。 漿液性丘疹　　充実性丘疹　　結節または腫瘤
	水疱 隆起性の発疹の内部に漿液が貯留したもの	膿疱 多核白血球集簇 隆起性の発疹の内部に膿が貯留したもの　　嚢腫 漿液や粘液などを内容物とする袋状の腫瘤

続発疹 ••

原発疹が変化して生じる二次的な発疹を続発疹という。

びらん	潰瘍	亀裂

水疱や膿疱が破れて表皮が部分的に欠損した状態。出血はなく、再生する	真皮から皮下組織まで達する組織の欠損	角質化して弾力を失った表皮に、割れ目ができた状態

痂皮	鱗屑	胼胝
		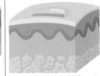
びらんまたは潰瘍の表面に滲出液や膿、血液などが乾いて固まったもの。かさぶた	角質細胞が数百、まとまって剥離したもの。ふけ	おもに物理的な刺激により、角質層が限局的に肥厚したもの。たこ

膿瘍	瘢痕	萎縮

化膿した組織が限局的に融解し、膿状滲出物の貯留した腔が形成された状態	傷の治癒過程で、線維形成が進んだ状態にみられる	皮膚が菲薄化して、表面が細かいしわ状または滑らかな状態になったもの

3

皮膚・爪に関連するアセスメント

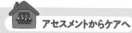 **アセスメントからケアへ**

» 紅斑、水疱は免疫力の低下や加齢に伴い、長時間の圧迫や炎症、さらには感染症罹患によって出現する。ヒトパルボウイルスB19の感染による伝染性紅斑は、両側の頬が発赤し、体幹・四肢に広がる。成人では感染7日目頃から発熱、頭痛、悪寒、筋肉痛などがみられるが、小児ではこれらの症状がない場合もある。

» 水疱形成する代表的な疾患には、単純ヘルペス、水疱瘡、帯状疱疹がある。これらの疾患は感染性が強く、症状が強く出るものもある。そのため、水疱形成の把握とともに、付随症状も強く出ることから、症状の観察をする必要がある。単純ヘルペス、帯状疱疹は接触感染で、水痘は飛沫感染で拡大する。処置後の手洗い、廃棄物の処理の方法などの指導につなげるため、早い時期の診断確定が求められる。

» 鱗屑を伴う皮膚疾患にはアトピー性皮膚炎、乾癬、紅皮症、先天性魚鱗癬様紅皮症などがある。鱗屑は細菌やウイルスが付着し落屑することから、感染源になる可能性がある。環境整備、皮膚の清潔を保つ必要がある。鱗屑を強くこすったり、はがすと出血を伴うことがあるため、注意が必要である。

浮腫の評価

浮腫は自覚症状があり、視診で認めることも可能である。
さらに触診によって、その程度を判定し、状態を評価する。

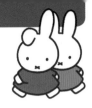

 浮腫の基礎知識 ・・・・・・・・・・・・・・・・・・・・・・・・・・・

患者の自覚症状		まぶたが重い・はれぼったい、手足がだるい・はれぼったい、ものを握りにくい、指輪が抜けない、靴がはけない、など
視診のポイント		眼瞼や四肢の腫脹、急激な体重増加
浮腫の現れ方	局所性	限局的、非対称的にみられる
	全身性	一般に左右対称にみられる（初期には非対称もある）
浮腫の現れやすい部位（全身性の場合）		一般に眼瞼、下肢。臥床患者では身休の下になっている部分（後頭部、背部、下腿の後面部など）

 アセスメントからケアへ

» 浮腫は全身性にみられる浮腫と局所性の浮腫に分けられる。

» 皮膚を押したあと放置しても圧痕を残す pitting edema は、心不全、ネフローゼ症候群、肝硬変、薬剤性などで起こる。圧痕が残らず弾性を持つものを non-pitting edema と呼び、甲状腺機能低下症による粘液水腫、好酸球性血管性浮腫、リンパ水腫などがある。

» 浮腫が起こっている状態の皮膚は傷つきやすい。浮腫のできている部位や程度を考慮し、傷ができないよう圧迫を除去し、体位、清潔ケアに配慮する必要がある。

3

皮膚・爪に関連するアセスメント

浮腫の触診

- 皮膚を押してみて、弾力性と陥没の程度により判断する。
①母指で、または示指、中指、環指の３本の指をそろえて、約20秒圧迫する。
②指を離したときの圧痕の有無と、もとに戻る状態をみる。

下肢の浮腫のレベル

レベル1＋	圧痕→	圧迫するとわずかに圧痕が生じるが、指を離すとすぐに消える。外観はふつうに見える
レベル2＋		圧迫するとやや深い圧痕が生じる。圧痕が消えるのにレベル1より時間がかかる。外観の変化は認められない
レベル3＋		圧迫するとはっきりとした深さのある圧痕が生じる。圧痕は数秒間消えない。外観はやや腫脹していることが認められる
レベル4＋		圧迫するとレベル3より深い圧痕が生じる。圧痕が消えるのにレベル3より時間がかかる。外観はあきらかに腫脹している
強度の浮腫		圧迫しても圧痕ができないほど、皮下組織に間質液が多く貯留して皮膚が張りつめている。皮膚は湿潤で、表面には光沢がある

浮腫の鑑別 ・・・・・・・・・・・・・・・・・・・・・・・・・・・・・・

浮腫の分類		関連するおもな疾患・病態
局所性浮腫	炎症性	虫刺され、熱傷、痛風
	外傷性	打撲、捻挫、骨折
	静脈性	静脈血栓症、静脈瘤、上大静脈症候群、下大静脈症候群
	リンパ管性	悪性腫瘍（手術後・放射線治療後含む）、リンパ管閉塞、フィラリア症
	血管神経性	クインケ浮腫
	遺伝性血管神経性浮腫	
全身性浮腫	心性	うっ血性心不全
	肝性	肝硬変、門脈圧亢進症
	腎性	ネフローゼ症候群、腎不全、急性糸球体腎炎
	内分泌性	甲状腺機能低下症（粘液水腫）、クッシング症候群、月経前緊張症候群（PMS）
	栄養障害性	消化器疾患、低タンパク血症、悪液質
	薬剤性	非ステロイド系抗炎症薬、降圧薬、ホルモン剤、甘草製剤
	妊娠性	正常妊娠のほか妊娠高血圧症候群
	特発性浮腫	

 アセスメントからケアへ

» 浮腫がみられる四肢は、枕やクッションを用いて拳上する。下肢には弾性ストッキングを使用することもある。

» 浮腫は血行が悪い状態で現れるため、末梢部位は保温に心がける。手浴・足浴などは、清潔維持と保温効果が期待できるため、計画的に行う。

» マッサージは疾病によっては禁忌なこともあるので、注意が必要である。

3

皮膚・爪に関連するアセスメント

甲状腺の視診と触診

甲状腺の腫脹や圧痛の有無を確認することで、関連する疾患を推定する。

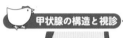
甲状腺の構造と視診

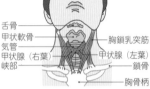

舌骨
甲状軟骨
気管
甲状腺（右葉）
峡部

胸鎖乳突筋
甲状腺（左葉）
鎖骨
胸骨柄

①患者に頭を後ろにそらしてもらう。
②頸部の最も隆起したところが甲状軟骨の喉頭突起。甲状腺はその真下の輪状軟骨にくっついて、気管の両側に羽を広げた蝶のような形をして存在している。
③肥大や凹凸の有無を観察する。

甲状腺の触診

患者の後ろから喉頭突起の真下の位置に手を当て、左右交互に押し、腫脹や圧痛の有無を観察する。

アセスメントからケアへ

» 甲状腺の働きが亢進したり低下したりすると、安静時の動悸や手指のふるえ、発汗、イライラし落ち着きがない、身体の冷え、食欲がないのに太る、頸部の腫脹、眼球突出などさまざまな自覚的・他覚的症状が現れる。
» 異常があれば血液中の甲状腺ホルモン濃度を測定する。

リンパ節の触診

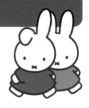

感染などが起きるとリンパ球が増殖し、リンパ節は肥大、腫脹する。とくに頭頸部のリンパ節は体表面に近いため、腫脹や圧痛を触知しやすい。

 おもなリンパ管とリンパ節

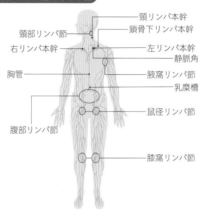

- 頸部リンパ節
- 右リンパ本幹
- 胸管
- 腹部リンパ節
- 頸リンパ本幹
- 鎖骨下リンパ本幹
- 左リンパ本幹
- 静脈角
- 腋窩リンパ節
- 乳糜槽
- 鼠径リンパ節
- 膝窩リンパ節

 リンパ節の触診のポイント

両手の示指、中指、環指の3本をそろえ、指腹で円を描くように触れる。そのとき、
- 可動性をみる。
- 硬さをみる。
- 形 (球形、楕円形、円盤状、凸レンズ状など) をみる。
- 圧痛の有無を確認する。
- 大きさを測る。

3

皮膚・爪に関連するアセスメント

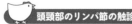
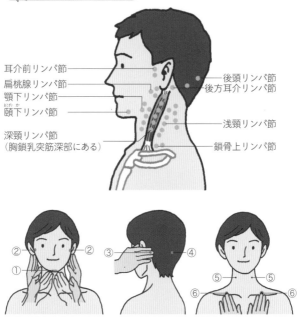

耳介前リンパ節
扁桃腺リンパ節
顎下リンパ節
頤下リンパ節
深頸リンパ節
（胸鎖乳突筋深部にある）

後頭リンパ節
後方耳介リンパ節
浅頸リンパ節
鎖骨上リンパ節

患者の前に立ち、①頤下リンパ節に触れ、下顎骨に沿って②耳介前リンパ節まで触れる。③耳介後リンパ節、④後頭リンパ節に触れる。胸鎖乳突筋に沿って⑤深頸リンパ節と浅頸リンパ節に触れ、⑥鎖骨上リンパ節に触れる。

腋窩リンパ節の触診 ....

①患者の上肢を持ち上げ、前腋窩線側と後腋窩線側を指でつまむようにして触診する。
②中腋窩線周辺は、指腹で軽く押さえるようにして触診する。

前腋窩線側　　　　　後腋窩線側　　　　　中腋窩線周辺

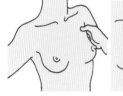　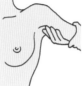　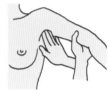

 鼠径リンパ節の触診 ....

大腿三角の下端から鼠径靱帯まで、大腿動脈の拍動に沿って触れる。

※1cm程度の腫大は正常でも認められる。

鼠径リンパ節の位置

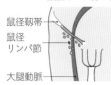

鼠径靱帯
鼠径
リンパ節
大腿動脈

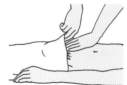

※鼠径リンパ節は外性器に近い位置にあるため、患者の羞恥心に十分に配慮する。

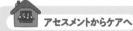 **アセスメントからケアへ**

» 病原体などの異物が流入したとき、免疫応答が働き、発赤腫脹を起こしてリンパ節炎を起こすことがある。また、がん細胞が組織液に遊離してリンパ管に流入した場合には、それをせき止めて攻撃するが、殺しきれないとがん細胞は増殖し、リンパ節自体に転移が生じる。

» 腫脹は全身性リンパ節と局在性リンパ節があり、その大きさもさまざまである。腫脹が感染性の場合は、ウイルス性の感染症では CMV（サイトメガロウイルス）、EBV、麻疹、風疹、単純ヘルペス、HIV（ヒト免疫不全ウイルス）などがあり、全身性腫脹になることが多い。

» 細菌性の腫脹では連鎖球菌や黄色ブドウ球菌のほか、バルトネラによるネコひっかき病やリケッチアのツツガムシ病、レプトスピラ症、結核があり、限局性腫脹になることが多い。

» リンパ節腫脹の評価とともに、付随症状のアセスメントが求められる。

ウィルヒョウリンパ節転移

　深頸リンパ節のうち左鎖骨上部にあるリンパ節に腫大が認められた場合、腹部臓器の悪性腫瘍（とくに胃がんと膵臓がん）の遠隔リンパ節転移が疑われる。腫大した状態のリンパ節はウィルヒョウリンパ節といい、進行がんの重要な指標のひとつとされる。

褥瘡の好発部位

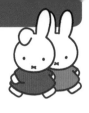

褥瘡は、骨が突出し、かつ長時間にわたって体圧が集中する部分に生じやすい。好発部位を知り、予防につなげる。

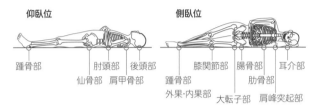

仰臥位

踵骨部　肘頭部　後頭部
仙骨部　肩甲骨部

側臥位

膝関節部　腸骨部　耳介部
踵骨部　肋骨部
外果・内果部　大転子部　肩峰突起部

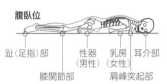

腹臥位

趾（足指）部　性器（男性）　乳房（女性）　耳介部
膝関節部　肩峰突起部

アセスメントからケアへ

» 褥瘡は圧迫などの状態が長時間続く場合は、どの部位にもできる可能性がある。とくに、骨が突き出ている部位が好発部位となる。骨が突出している箇所は、皮下組織や筋肉などが少なく、圧力が集中してかかることから褥瘡を生じやすい。

» 褥瘡のケアは、圧迫を取り除き、皮膚の清潔を維持し、栄養管理をすることが主体となる。

3

皮膚・爪に関連するアセスメント

褥瘡

褥瘡の重症度分類

褥瘡の重症度を組織の損傷度で判別する方法は数種類ある。一般によく用いられるのはNPUAP*1 分類である。

 NPUAP ステージ分類（2007改訂版）と日本褥瘡学会 DESIGN-R

		疑DTI*2	ステージ I	ステージ II
NPUAPステージ分類		圧力および／またはせん断力によって生じる皮下軟部組織の損傷に起因する、限局性の紫または栗色の皮膚変色、または血疱	通常骨突出部位に限局する消退しない発赤を伴う、損傷のない皮膚。暗色部位の明白な消退は起こらず、その色は周囲の色と異なることがある	スラフ*3 を伴わない、赤色または薄赤色の創底をもつ、浅い開放潰瘍として現れる真皮の部分欠損。破れていないまたは開放した／破裂した血清で満たされた水疱として現れることがある
DESIGN・R深さ項目	d0 皮膚損傷・発赤なし	DTI 深部損傷褥瘡（DTI）疑い	d1 持続する発赤	d2 真皮までの損傷

出典／日本褥瘡学会：褥瘡の深達度分類、2015

＊1　national pressure ulcer of advisory panel　＊2　deep tissue injury

　＊3　水分を含んだ軟らかい壊死組織。

（2015）深さ項目の比較 ‥‥‥‥‥‥‥‥‥‥‥‥‥‥‥‥‥

ステージⅢ	ステージⅣ		判定不能
全層組織欠損。皮下脂肪は確認できるが、骨、腱、筋肉は露出していないことがある。スラフが存在することがあるが、組織欠損の深度がわからなくなるほどではない。ポケットや瘻孔が存在することがある	骨、腱、筋肉の露出を伴う全層組織欠損。黄色または黒色壊死が創底に存在することがある。ポケットや瘻孔を伴うことが多い		創底で、潰瘍の底面がスラフ（黄色、黄褐色、灰色または茶色）および／またはエスカー*4（黄褐色、茶色、または黒色）で覆われている全層組織欠損
D3 皮下組織までの損傷	D4 皮下組織を超える損傷	D5 関節腔、体腔に至る損傷	U 壊死組織で覆われ深さ判定が不能

*4 乾燥した硬い壊死組織。

3

皮膚・爪に関連するアセスメント

DESIGN-Rによる褥瘡経過評価

褥瘡の治療過程において、創の状態をスコアによって評価し、
改善度を把握するためのツールとして用いる。

Depth *1		深さ　創内の一番深い部分で評価し、改善に伴い創底が浅くなった場
d	0	皮膚損傷・発赤なし
	1	持続する発赤
	2	真皮までの損傷
Exudate		滲出液
e	0	なし
	1	少量：毎日のドレッシング交換を要しない
	3	中等量：1日1回のドレッシング交換を要する
Size		大きさ　皮膚損傷範囲を測定：[長径 (cm) ×短径 *3 (cm)] *4
s	0	皮膚損傷なし
	3	4未満
	6	4以上　16未満
	8	16以上　36未満
	9	36以上　64未満
	12	64以上　100未満
Inflammation/Infection		炎症／感染
i	0	局所の炎症徴候なし
	1	局所の炎症徴候あり（創周囲の発赤、腫脹、熱感、疼痛）
Granulation		肉芽組織
g	0	創が治癒した場合、創の浅い場合、深部損傷褥瘡 (DTI) 疑いの場合
	1	良性肉芽が創面の90%以上を占める
	3	良性肉芽が創面の50%以上90%未満を占める
Necrotic tissue		壊死組織　混在している場合は全体的に多い病態をもって評価
n	0	壊死組織なし
Pocket		ポケット　毎回同じ体位で、ポケット全周（潰瘍面も含め）[長径 (cm)
p	0	ポケットなし

部位［仙骨部、坐骨部、大転子部、踵骨部、その他（　　　　　）］

＊1　深さ (Depth：d/D) の点数は合計には加えない

＊2　深部損傷褥瘡 (DTI) 疑いは、視診・触診、補助データ（発生経緯、血液検査、画像診断
等）から判断する

カルテ番号　（　　　　　　）
患者氏名　（　　　　　　　　　）

			月 日	/	/	/	/
合、これと相応の深さとして評価する							
D	3	皮下組織までの損傷					
	4	皮下組織を越える損傷					
	5	関節腔、体腔に至る損傷					
	DTI	深部損傷褥瘡（DTI）疑い＊2					
	U	壊死組織で覆われ深さの判定が不能					
E	6	多量：1日2回以上のドレッシング交換を要する					
S	15	100以上					
I	3C＊5	臨界的定着疑い（創面にぬめりがあり、滲出液が多い。肉芽があれば、浮腫性で脆弱など）					
	3＊5	局所の明らかな感染微候あり（炎症微候、膿、悪臭など）					
	9	全身的影響あり（発熱など）					
G	4	良性肉芽が創面の10％以上50％未満を占める					
	5	良性肉芽が創面の10％未満を占める					
	6	良性肉芽が全く形成されていない					
する							
N	3	柔らかい壊死組織あり					
	6	硬く厚い密着した壊死組織あり					
×短径＊3（cm）］から潰瘍の大きさを差し引いたもの							
P	6	4未満					
	9	4以上16未満					
	12	16以上36未満					
	24	36以上					
			合計＊1				

出典／日本褥瘡学会、2020

＊3　"短径"とは"長径と直交する最大径"である
＊4　持続する発赤の場合も皮膚損傷に準じて評価する
＊5　「3C」あるいは「3」のいずれかを記載する。いずれの場合も点数は3点とする

褥瘡

ブレーデンスケール

褥瘡ケアの基本は予防である。日常業務のなかで観察を
続け、褥瘡発生のリスクを評価する。

※6〜23点の範囲で、点数が低いほど褥瘡発生のリスクが高い。危険点は
病院で14点以下、在宅で17点以下。

患者氏名			評価者氏名		評価年月日	/ /
知覚の認知 圧迫による不快感に対して適切に反応できる能力	**1. 全く知覚なし** 痛みに対する反応(うめく、避けける、つかむ等)なし。この反応は、意識レベルの低下や鎮静による。 あるいは、身体のおおよそ全面にわたり痛覚の障害がある。	**2. 重度の障害あり** 痛みのみに反応する。不快感を伝えるときには、うめくことや身の置き場なく動くことしかできない。 あるいは、知覚障害があり身体の1/2以上にわたり痛みや不快感の感じ方が完全ではない。	**3. 軽度の障害あり** 呼びかけに反応する。しかし、不快感や体位変換のニーズを伝えることが、いつもできるとは限らない。 あるいは、いくぶん知覚障害があり、四肢の1、2本において痛みや不快感の感じ方が完全ではない部位がある。	**4. 障害なし** 呼びかけに反応する。知覚欠損はなく、痛みや不快感を訴えることができる。		
湿潤 皮膚が湿潤にさらされる程度	**1. 常に湿っている** 皮膚は汗や尿などのために、ほとんどいつも湿っている。患者を移動したり、体位変換するごとに湿気が認められる。	**2. たいてい湿っている** 皮膚はいつもではないが、しばしば湿っている。各勤務時間中に少なくとも1回は寝衣寝具を交換しなければならない。	**3. 時々湿っている** 皮膚は時々湿っている。定期的な交換以外に、1日1回程度、寝衣寝具を追加して交換する必要がある。	**4. めったに湿っていない** 皮膚は通常乾燥している。定期的に寝衣寝具を交換すればよい。		
活動性 行動の範囲	**1. 臥床** 寝たきりの状態である。	**2. 座位可能** ほとんど、または全く歩けない。自分で体重を支えられなかったり、いすや車いすに座る時は、介助が必要であったりする。	**3. 時々歩行可能** 介助の有無にかかわらず日中時々歩くが、非常に短い距離に限られる。各勤務時間中にはほとんどの時間を床上で過ごす。	**4. 歩行可能** 起きている間は少なくとも1日2回は部屋の外を歩く。定期、少なくとも2時間に1回は室内を歩く。		

可動性 体位を変えたり整えたりできる能力	1. 全く体動なし 介助なしでは、体幹または四肢を少しも動かさない。	2. 非常に限られる 時々体幹または四肢を少し動かす。しかし、しばしば自力で動かしたり、または有効な（圧迫を除去するような）体動はしない。	3. やや限られる 少しの動きではあるが、しばしば自力で体幹または四肢を動かす。	4. 自由に体動する 介助なしで頻回にかつ適切な（体位を変えるような）体動をする	
栄養状態 普段の食事摂取状況	1. 不良 決して全量摂取しない。めったにに出された食事の1／3以上を食べない。蛋白質・乳製品は1日2皿（カップ）分以下の摂取である。水分摂取が不足している。消化態栄養剤（半消化態、経腸栄養剤）の補充はない。 あるいは、絶食であったり、透明な流動食（お茶、ジュース等）なら摂取したりする。または、末梢点滴を5日以上続けている。	2. やや不良 めったに全量摂取しない。普段は出された食事の約1／2しか食べない。蛋白質・乳製品は1日3皿（カップ）分の摂取である。時々消化態栄養剤（半消化態、経腸栄養剤）を摂取することもある。 あるいは、流動食や、経腸栄養を受けているが、その量は1日必要摂取量以下である。	3. 良好 たいていは1日3回以上食事をし、1食につき半分以上は食べる。蛋白質・乳製品は1日4皿（カップ）分摂取する。時々食事を拒否することもあるが、勧めれば通常捕食する。 あるいは、栄養的におおよそ整った経管栄養や高カロリー輸液を受けている。	4. 非常に良好 毎食おおよそ食べる。通常は蛋白質・乳製品を1日4皿（カップ）分以上摂取する。時々間食（おやつ）を食べる。捕食する必要はない。	
摩擦とずれ	1. 問題あり 移動のためには、中等度から最大限の介助を要する。シーツでこすれずに身体を動かすことは不可能である。しばしば床上やいすの上でずり落ち、全面介助で何度ももとの位置に戻すことが必要となる。痙攣、拘縮、振戦は持続的な摩擦を引き起こす。	2. 潜在的に問題あり 弱々しく動く。または最小限の介助が必要である。移動時皮膚は、ある程度シーツやいす、抑制帯、補助具等にこすれている可能性がある。たいがいの時間は、いすや床上で比較的よい体位を保つことができる。	3. 問題なし 自力でいすや床上を動き移動中十分に身体を支える筋力を備えている。いつでもいすや床上でよい体位を保つことができる。		
				Total	

出典／Braden and Rergstrom, 1988、真田弘美（金沢大学医学部保健学科）／大岡みち子（North West Community Hospital, IL, U.S.A）訳

爪

爪の異常

爪は、色、厚さ、硬さなどの異常から健康状態を推測する指標となる。

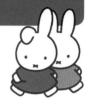

 爪の構造

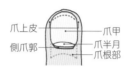

爪上皮 ——— 爪甲
側爪郭 ——— 爪半月
爪根部

 爪の視診・触診方法

①患者の両手をそろえ、左右の手の爪を同時に視診する。
②遠位指節間関節と爪の角度をみるため、指を眼の高さに合わせ、1本ずつ側面から視診する。
③母指と示指で爪をはさみ、示指の腹で押すように触診する。

 爪の異常

肥厚	外傷、真菌感染、血流不足		変形	爪甲剥離症、陥入爪、爪下外骨腫、スプーン爪、ヒポクラテス爪（時計皿状爪）、ばち状指
色の異常	紫～黒紫色	チアノーゼ		
	白色	貧血		

 アセスメントからケアへ

» 健康な爪は、きれいなピンク色で、ツヤがあり、なめらかで、凸凹などはみられない。貧血や心疾患がある場合や終末期には、爪の色に影響が出る。

» 貧血が考えられるときには爪の色だけでなく、血液検査、結膜の観察を行い、眩暈の有無も聴取する。

ばち状指の確認

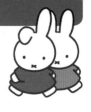

ばち状指は手足の指の先端が膨大し、爪の基部が盛り
上がった爪の変形で、肺疾患や心疾患などを知る指標で
ある。

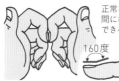

正常な指では左右の
間にひし形の隙間が
できる

160度

爪同士がぶつかり、
隙間ができなければ、
ばち状指

180度以上

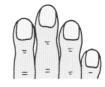

ばち状指
指趾の末節が紡錘状に
膨大している

 ばち状指に関連するおもな疾患・病態

- 低酸素症を伴う肺疾患
- チアノーゼ性先天性心疾患
- 感染性心内膜炎
- 肝硬変
- 潰瘍性大腸炎
- クローン病

 アセスメントからケアへ

» ばち状指は、肥厚性皮膚骨膜症などの遺伝性のものと、
　重篤な疾患によって起こる場合とがある。重症化する
　と肥大性骨関節症となる。

» 主訴や客観的データなどのアセスメントが求められる。

🐱 皮疹の観察

　人の皮膚は体重の6.3~6.9%を占め、面積は約1.6m^{2}である。皮膚は表皮、真皮、皮下組織で構成され、さまざまな働きを持つ。

　皮膚の表面は弱酸性に保たれ、細菌、カビ、アレルゲンなどの皮膚内侵入や、水分の蒸発を予防する。また、日光などの刺激から身体を保護する働き、さらに汗や皮脂を分泌し、外気温の変化に対応しながら、体温調整を行う働きがある。そのほかにも吸収作用、呼吸作用、知覚作用など、皮膚の働きは多岐にわたる。

　皮膚には疾患によって、さまざまな皮疹が出現する。蕁麻疹のような一過性の皮疹から、カポジ肉腫や悪性黒色腫などの重篤な状況をイメージさせるものもあり、またウイルス性の皮疹では、水痘・麻疹・帯状疱疹などがある。水痘の皮疹は、中央部に臍状の陥凹がみられることが特徴である。動物媒介感染症である疥癬は、ヒゼンダニを介して感染する。疥癬による皮疹は、ヒゼンダニの皮膚内への侵入により疥癬トンネルといわれる特徴を示す。

　皮疹の特徴や部位・出現の仕方などを観察することで、疾患を予測し、疾病によっては早期に隔離などの対応をとることができる。感染性の皮疹に対しては、接触感染予防対策が多くとられるが、水痘や麻疹については、感染力が強いため、空気感染予防対策が必要である。

第 4 章

骨・関節・筋に
関連するアセスメント

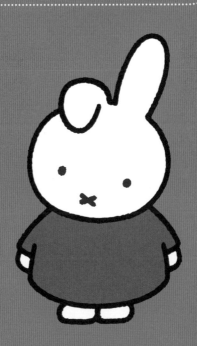

姿勢と脊柱の観察

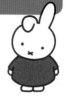

身体を動かすことの基本は、姿勢の保持である。姿勢を
保つ脊柱の状態を観察し、異常の有無を判別する。

姿勢と脊柱の観察ポイント

- 姿勢：患者の前面と背面から観察する。
  ⇒両肩・腸骨、膝の位置など左右の均衡状態、上下肢の長さ、上体のふらつきの有無
- 脊柱：患者の背面と側面から観察する。
  ⇒脊柱の位置、脊柱彎曲・側彎など変形の有無

脊柱の変形

①両肩の高さ
②両肩甲骨の高さ、位置
③脇線の左右のバランス
④前屈したときの背面の高さの
　左右差

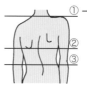

正常な脊柱	前額面では縦一直線をなし、矢状面では頸椎で前彎、胸椎で後彎、腰椎で前彎と、いずれも生理的彎曲がみられる	正常な生理的彎曲　平背　円背
平背	胸椎後彎と腰椎前彎がともにゆるやか	
円背	胸椎後彎が強い	

凹背	腰椎前彎と骨盤前傾が強い	
凹円背	胸椎後彎と腰椎前彎がともに強く、胸部がへこみ、腹部が前方に、殿部が後方に突き出る	
側彎	前額面で側方に彎曲がみられる。一側方向のみに彎曲する場合と、全体にS字状となる場合がある	

凹背　　凹円背　　側彎

アセスメントからケアへ

» 入院患者のなかにはさまざまな原因で姿勢を保持できない人がいる。長期臥床後に離床を進める段階にある人や、片麻痺のために一方に傾いてしまう人、眩暈など三半規管に問題を抱える人などである。

» 一定の姿勢を保つためには、計画的にケアや訓練を進める必要がある。静止姿勢の保持ができると、介助のもとに立位保持の計画を立案する。立位の状態で静止時・動作時バランス訓練も同時に進める。

» 脊柱の異常のひとつである側彎症は、多くの場合は脊柱自体のねじれを伴う。発生は学童期の後半から思春期といわれ、側彎が進行すると重大な障害につながるケースもある。そのため、早い時期に発見して治療につなげる必要がある。発生時には痛みなどの自覚症状がほとんどないため、診断されないまま脊柱が曲がってしまう。発見の場として、家庭での入浴時や学校の健康診断時などが重要となる。

4

骨・関節・筋に関連するアセスメント

四肢の変形の観察

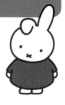

後天性の変形は、骨折などの外傷、関節リウマチや変形性関節症に関連してみられることが多い。

部位	変形	関連するおもな疾患・病態
肩甲骨	翼状肩甲骨：上肢を上げて内転すると、肩甲骨が翼のように突出する	進行性筋ジストロフィー、三角筋拘縮症、僧帽筋の麻痺
肘	外反肘：上腕軸と前腕軸の角が外側に開く	健常者では軽度のものは正常
	内反肘：上腕軸と前腕軸の角が内側に開く	先天性、骨折後の変形などによる
手・指	①鷲手、②猿手、③下垂手	①尺骨神経麻痺、②正中神経麻痺、③橈骨神経麻痺
	スワンネック変形、ボタンホール変形	関節リウマチ、脳性麻痺、外傷性
	マレット指（ハンマー指）	つき指などによる
膝	外反膝：大腿骨と下腿骨の角が外側に開く。両側性のものはX脚	代謝性骨疾患、ブラウント病、変形性膝関節症、関節リウマチ、外傷性
	内反膝：大腿骨と下腿骨の角が内側に開く。両側性のものはO脚	
	反張膝：膝が過伸展となる	大腿四頭筋の麻痺
足・趾	内反足：後ろから見て、下腿軸に対して踵部が内側に回転する	先天性が多い
	外反足：内反足の反対	
	尖足：足関節が足底方向に曲がった状態で拘縮する	脳性麻痺、脳卒中後の片麻痺
	踵足：足関節が尖足と反対方向に拘縮する	
	偏平足：足底の内側の曲線の高さが低下	先天性、麻痺性、外傷性
	凹足：足底の内側の曲線の高さが高い	
	外反母趾：母趾が中足趾節関節で約10度以上第2足趾の方向に屈曲	関節リウマチのほかに環境因子による

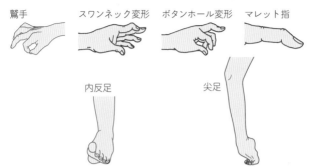

鷲手　　　スワンネック変形　　ボタンホール変形　　マレット指

内反足　　　　　　　　尖足

 アセスメントからケアへ

» 四肢に左右差が生じると、外観上の問題だけでなく、腰痛や、歩行障害などを生じることがある。症状が強い場合は変形の矯正を行う必要がある。

» 変形をきたす代表的な疾患では、関節リウマチがあげられる。進行し、骨硬直が起こるとスワンネック変形、ボタンホール変形という特徴的な変形が起こる。X線検査により骨長や変形を測定、CT検査による計測などを行い、治療につなげる。

» 尖足は、足の変形の一種で、足の甲側が伸びて拘縮した状態をいう。長期臥床患者に多い。尖足の可能性が示唆された場合は足関節を固定し、マッサージや足関節の自他運動で予防につなげる。

» 麻痺による尖足や習慣性尖足は予防可能な症状であり、原因となる疾患の治療とともに早期のリハビリを行う必要がある。

骨・関節・筋に関連するアセスメント

4

関節可動域の測定

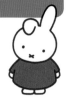

関節可動域（ROM*）テストでは、関節の動く範囲を測定し、リハビリテーションに活用する。

部位	運動	参考可動域
肩関節	屈曲（前方挙上）：矢状面に平行に上肢を前方に挙上する 伸展（後方挙上）：矢状面に平行に上肢を後方に挙上する	屈曲180度 0度　　伸展50度
	外転（側方挙上）：前額面に平行に上肢を外側に挙上する 内転（体幹部まで）：もとに戻る動き	外転180度 内転0度
	外旋：上腕を体幹につけて肘関節を90度に曲げ、前腕を中間位から外側に回す 内旋：上腕を体幹につけて肘関節を90度に曲げ、前腕を中間位から内側に回す	外旋60度　内旋80度 0度
肘関節	屈曲：肘をまっすぐに伸ばした状態から曲げる 伸展：肘をまっすぐに伸ばした状態	屈曲145度 伸展0〜5度

前腕	回外：肘を90度に曲げ、手掌面が垂直に内側を向いた状態から手掌面を上に向ける 回内：肘を90度に曲げ、手掌面が垂直に内側を向いた状態から手掌面を下に向ける	
手関節	背屈：前腕をまっすぐ伸ばした状態から手を手背方向に曲げる 掌屈：前腕をまっすぐ伸ばした状態から手を手掌方向に曲げる	
	橈屈：手を母指方向に曲げる 尺屈：手を小指方向に曲げる	
指関節	屈曲：中手指節関節（MP[*1]関節）　90度 　　　近位指節間関節（PIP[*2]関節）　100度 　　　遠位指節間関節（DIP[*3]関節）　80度 伸展：中手指節関節　45度 　　　近位指節間関節　0度 　　　遠位指節間関節　0度	

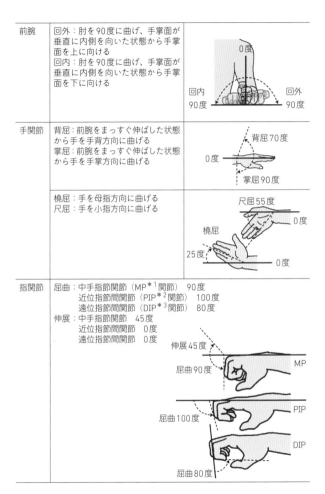

4

骨・関節・筋に関連するアセスメント

部位	運動	参考可動域
股関節	屈曲：矢状面に平行に大腿を引き上げる（膝関節屈曲位で行う場合と、伸展位で行う場合では可動域が異なる） 伸展：（腹臥位で行う）矢状面に平行に大腿を後方に動かす	屈曲（膝関節屈曲位）125度 （膝関節伸展位）90度 0度 伸展15度
	外転：前額面に平行に下肢を外側に開く 内転：前額面に平行に下肢を内側に閉じる	外転45度 内転20度
	外旋：膝関節を曲げて下腿を垂直に下ろした状態から、下腿を外側に回す 内旋：膝関節を曲げて下腿を垂直に下ろした状態から、下腿を内側に回す	内旋45度　外旋45度 0度
膝関節	屈曲：腹臥位の状態で膝を曲げる 伸展：腹臥位で膝がまっすぐに伸びた状態	屈曲130度 伸展0度
足関節	背屈（伸展）：直立したときの足底の状態から、足背を引き上げる 底屈（屈曲）：直立したときの足底の状態から、足背を伸ばす	0度 背屈20度　底屈45度
	外がえし：足底面を外側に向ける 内がえし：足底面を内側に向ける	外がえし20度　内がえし30度
趾関節	指関節とほぼ同様に動くが、可動域は少ない	

アセスメントからケアへ

» 関節可動域の測定は制限因子を調べ、障害の程度を判定するとともに、治療方針を決める資料となる。治療効果を判定する評価としても使用される。測定には、角度計が用いられる。毎回同じ方法で測定するが、評価は正常値や健側と比較しながら行われる。

» 看護・介護・リハビリテーションの場面では、麻痺のある患者の関節可動域の評価データが活用される。可動域に制限がある場合、無理に寝衣交換を行うと痛みや脱臼を引き起こす可能性がある。

» 関節が動かなくなった場合には、日常生活動作において支障の少ない良肢位を保つことが重要となる。

4

骨・関節・筋に関連するアセスメント

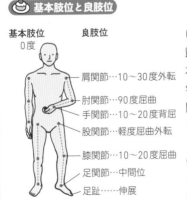

基本肢位と良肢位

基本肢位　　　良肢位
0度

肩関節…10～30度外転
肘関節…90度屈曲
手関節…10～20度背屈
股関節…軽度屈曲外転
膝関節…10～20度屈曲
足関節…中間位
足趾……伸展

自然に立ったときに体幹や四肢の関節がとる姿勢を基本肢位といい、解剖学的にはそれぞれの関節は0度になる。また、関節が動かなくなったときに、日常生活に最も支障が少ない肢位を良肢位という。

y

073

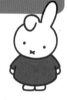

徒手筋力テスト

徒手筋力テスト（MMT*）は、被検者が自動運動を行い、その筋力を検者が手で測定する。6段階で評価する。

測定方法の例（手指）

握力の測定
被検者に検者の手を握ってもらい、検者は指を開くように力を加える

外転力の測定
被検者に指を開いてもらい、検者は外側から閉じるように力を加える

→被検者の力
→検者の力

徒手筋力テストの評価

6段階評価

○	正常	検者の手で加える十分な抵抗と重力に抗し、運動域全体にわたって動かせる	5
	やや減	検者の手を置いた程度の抵抗と重力に抗し、運動域全体にわたって動かせる	4
△	半減	検者が抵抗を加えなければ、重力に抗し、運動域全体にわたって動かせる	3
×	著減	重力に抗し得ないが、それを排するような体位では運動域全体にわたって動かせる	2
	消失	いかなる体位でも関節の自動が不能な場合 筋収縮もみられない完全麻痺	1 0

アセスメントからケアへ

» 人が健康な日常生活を営むためには、MMT3＋以上の筋力が求められる。これを下回ると、機敏性が著しく失われ、周囲と協調して動作を行うことができなくなる。

異常歩行の種類と特徴

歩行の特徴から症状を把握する。異常歩行は現疾患だけでなく、過去の外傷や疾患の後遺症であることも多い。

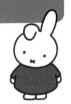

異常歩行の分類

分類	関連するおもな疾患・病態と異常歩行の種類
運動器疾患によるもの	• 脚長差でみられるもの　⇒硬性墜落跛行 • 関節リウマチ、変形性関節症、不動性の拘縮などの下肢関節拘縮（強直）でみられるもの　⇒ぶん回し歩行、鶏歩行
疼痛によるもの	• 外傷、変形性関節症、関節炎、鶏眼などでみられるもの　⇒逃避性歩行 • 腰背部痛でみられるもの • 間欠性跛行によるもの
末梢性筋・神経障害によるもの	• ポリオの後遺症、筋ジストロフィー症、事故後遺症などによる殿筋の筋力低下でみられるもの　⇒動揺性歩行（トレンデレンブルグ歩行、アヒル歩行、鶏歩行）
中枢神経疾患によるもの	• 頭部外傷や脳障害、脳血管障害などでみられるもの　⇒弛緩性歩行、痙性歩行 • 脳血管障害、痙直性脳性麻痺、脊髄損傷などでみられるもの　⇒痙性対麻痺歩行（はさみ足）、痙性片麻痺歩行（円かき歩行） • パーキンソン病様歩行　⇒小刻み歩行、すくみ足、加速歩行、突進歩行
深部感覚障害によるもの	• 脊髄性失調でみられるもの　⇒失調性歩行（踵打ち歩行） • 小脳性失調でみられるもの　⇒失調性歩行（酩酊歩行） • 迷路性失調でみられるもの　⇒障害側に歩行がずれる

4

骨・関節・筋に関連するアセスメント

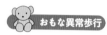 おもな異常歩行 ‥‥‥‥‥‥‥‥‥‥‥‥‥‥‥‥‥‥‥

異常歩行		特徴
鶏歩行		足先の下垂により大腿を高く上げ、足先から着地し、踵が最後に着く
動揺性歩行（トレンデレンブルグ歩行）		殿筋の筋力低下により骨盤を水平に保てず、身体を傾けて腰を左右に振るように歩く
痙性対麻痺歩行（はさみ足）		下肢に拘縮があるため、両足をはさみのように交差させて歩く
痙性片麻痺歩行（円かき歩行）		患肢を前に出すときに、股関節を中心にして円をかくように回しながら出して歩く
パーキンソン病様歩行		いずれもパーキンソン病の前傾姿勢をとる 小刻み歩行：足が上がらず、すり足のような状態で小刻みに歩く すくみ足：歩き始め時に、第一歩がなかなか踏み出せなくなる状態 加速歩行：歩き出すとだんだん速度が上がり、止まれなくなる 突進歩行：止まろうとしても停止できず、突進する
失調性歩行	踵打ち歩行 酩酊歩行	踵打ち歩行：前外方に足を大きく踏み出し、踵を地面に叩きつけるようにして、ふらふらと歩く 酩酊歩行：足を左右に広げ、酩酊状態のように歩く

アセスメントからケアへ

» 加齢に伴い筋力低下や疾患を合併すると、特徴的な歩行スタイルや異常歩行を呈する。歩行に問題があることをアセスメントしたあとは、歩行能力を見極める必要がある。具体的には歩行速度、歩行距離、歩調などを調べ、転倒リスクの有無についても評価する。

» 高齢者では歩幅を広げるより歩調を速くさせることにより大腿・下肢筋力が増強し、歩行能力が改善する可能性が大きいといわれている。評価結果を下肢の筋力トレーニングに取り入れ、歩幅を広げる。

» パーキンソン病 (p.177参照) などの異常歩行を余儀なくされている場合は、さらに転倒の危険性を含んでいる。

» 高齢で歩く速度が低下している患者は、フレイルを疑う。フレイルは、適切に評価しケアをすれば改善が期待できるため、早期に症状を発見することが大切である (p.224参照)。

» 歩行介助時は、歩行の特徴を理解し、介助する位置、介助方法を習得し対応する必要がある。また、下肢の筋力や、麻痺の種類や程度に合わせ、歩行時の靴の選択や杖 (一本杖、松葉杖、四点支持杖など) の選択が重要になる。

» 歩行に問題があるからといって、歩行に対して消極的になることは、さらなる筋力の低下につながる。

» また異常な歩行は身体に過重な負担が加わることから、歩行前後の心拍数・脈拍数を確認し、体調面の異常がないかをアセスメントすることが求められる。

4

骨・関節・筋に関連するアセスメント

🍮 ケアとボディメカニクス

　介護・看護者に多い病気に腰椎症がある。腰部に過度に負荷が加えられることから起こる。予防のためには、日頃から移動や体位変換の介助時にはボディメカニクスを意識することが大事である。

　ボディメカニクスは、人間の姿勢や動作時の骨格・筋などの力学的相互関係から考えられた効率のよい身体の使い方であり、重心や支持基底面を考えて利用することで、最小の力で最大の効果を得ることができる。具体的には、以下のポイントがあげられる。

①両足を開いて支持基底面積を広く取る。重心が離れた状態での介助は腰の筋肉、椎間板への強い負担になる。床に接している端から端まで（立っているときであれば、左足の小指から右足の小指までを支持基底面という）の内側に重心があれば、バランスが安定する。

②重心を低くする。

③相手の身体に重心を近づける。

④持ち上げずに水平移動を行い、重心の移動をなめらかにする。

⑤介助者の足先の向きは移動する方向に向ける。

⑥てこの原理を使う。

⑦大きな筋群（背筋・腹筋）を使う。

　また、介助時は摩擦を少なくすることを意識することが必要である。

第 5 章

呼吸・循環に関連するアセスメント

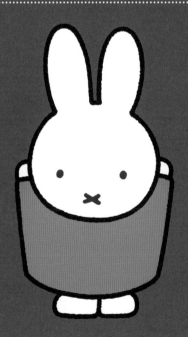

胸郭の観察

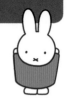

呼吸状態に異常があると、肺の呼吸面積を広げるために
胸郭は徐々に前後の厚みが広がり、特有の形状を示す。

胸郭の観察ポイント

- 胸骨中線に対する左右の対称性や変形の有無を確認する。
- 胸郭の拡張の状態と左右の対称性をみる。

正常な胸郭

前後の厚み（a）と左右の幅（b）の
比率は、1：1.4～2

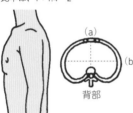

背部

肋骨角は90度以下

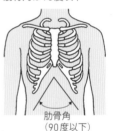

肋骨角
（90度以下）

樽状胸

肺の膨張のため肋間が広くなり、胸郭
の前後の厚み（a）が増して、左右
（b）との比率は1：1に近づく
胸骨角は前面に突出して触れやすく
なり、肋骨角は90度以上から水平に
近づく

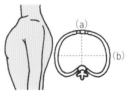

先天的な胸郭の異常

鳩胸 (はとむね)
胸骨部分が前面に
突出している

漏斗胸 (ろうとむね)
胸骨部分が内側に
陥没している

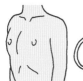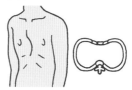

 胸郭の拡張

患者の胸部に両手を当てて、深
呼吸をしてもらう。吸気時に胸
郭が左右対称に、十分に拡張
していれば正常
背部も同様に行う

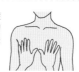

 アセスメントからケアへ

» 胸部診査は視診→触診→打診→聴診の順で行う。視診
は、患者の背部を正面から観察し、胸郭の形や動きを
みて、変形や非対称性がないかを診査する。触診では
胸郭の伸展性, 左右差, 声音振盪 (しんとう) を確認する。喘息発
作などで鎖骨上窩の陥没がみられるように、息を吸っ
たときの肋間の異常な陥没がないかを確認する。

» 漏斗胸は肺や心臓が圧迫され、運動制限、胸痛、息切
れなどの自覚症状がみられることがある。写真撮影の
ほかX線・呼吸機能・心電図・CT検査などを併用し診
査する。

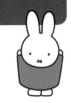

肺機能

肺の打診

肺は軟らかい組織で空気を多く含むため、打診により共鳴音を聴くことができる。肺部から共鳴音以外の音が聴かれた場合、肺組織の異常が疑われる。

肺の打診のポイント

- 共鳴音は左右対称に聴かれるので、右→左、左→右の順序で行う。
- 前胸部では肋骨を避け、肋間部を打診する。
- 背部では肩甲骨を避けて打診する。
- 共鳴音が濁音や鼓音に変わるところで、臓器の位置と境界を測る。

肺の打診部位と打診順序

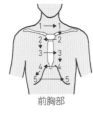

前胸部

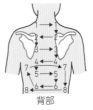

背部

肺の打診音の分布

■ 無共鳴音
■ 濁音
■ 共鳴音
■ 鼓音

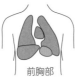

前胸部

背部

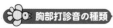

胸部打診音の種類 ･････････････････････････

種類	強弱	高低	内容物や臓器との関連
共鳴音	強い	低い	正常な肺で聴かれる
無共鳴音	弱い	高い	筋肉、骨により聴かれる
濁音	中程度～弱め	中程度～高め	密度の高い組織により聴かれる、響かない音。臓器（肝、心、脾、横隔膜）、多量の貯留水（肺水、胸水）
鼓音	最も強い	高い	多量の空気により聴かれる、太鼓のような響く音。胃泡、高度の気胸

※正常肺の共鳴音の場合、強弱・高低の評価は健側肺との比較などによる相対的なものであり、絶対的な基準はない。

アセスメントからケアへ

» 肺の状態の診査は、8カ所以上を打診しながら行う。胸水や無気肺、気胸、気腫では打診音に変化がみられる。

» 肺炎や結核が進行すると血液や膿などがたまり、その部分は打診上、音が違って聴こえる。肺の症状を呈する患者の評価は、呼吸数、呼吸の型、呼吸困難の程度などの把握とともに、病歴、身体診察のほかに、胸部X線検査が重要な判断材料となる。病歴を確認し、呼吸困難、胸痛、喘鳴などが引き起こされている原因を探る。

» 同時に発熱、体重減少、寝汗などの全身症状の有無を把握し、安静度の決定につなげる。また、家族歴、旅行歴、感染者との接触歴、薬物の使用状況などについても確認する。

呼吸音の分類

心血管系を音源とする音を除いて、肺・胸郭内で発生するすべての音を呼吸音（広義の呼吸音）という。呼吸音は狭義の呼吸音と、異常音である副雑音に分類される。

🌸 呼吸音の分類

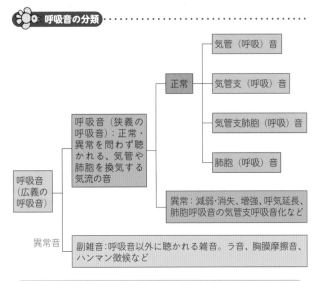

- 呼吸音（広義の呼吸音）
  - 呼吸音（狭義の呼吸音）：正常・異常を問わず聴かれる、気管や肺胞を換気する気流の音
    - 正常
      - 気管（呼吸）音
      - 気管支（呼吸）音
      - 気管支肺胞（呼吸）音
      - 肺胞（呼吸）音
    - 異常：減弱・消失、増強、呼気延長、肺胞呼吸音の気管支呼吸音化など
  - 異常音
    - 副雑音：呼吸音以外に聴かれる雑音。ラ音、胸膜摩擦音、ハンマン徴候など

- ラ音：肺胞呼吸に由来する副雑音。
- 胸膜摩擦音：肺に密着している臓側胸膜（内側）と、壁側胸膜（外側）が擦れる音。

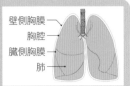

壁側胸膜
胸腔
臓側胸膜
肺

呼吸音の特徴 ・・・・・・・・・・・・・・・・・・・・・・・・・・・・・・・・・

呼吸音	持続時間	強弱	高低	間隔	聴取部位
気管呼吸音 吸気　　呼気	吸気＝呼気	非常に強い	高い	あり	頸部気管上
気管支呼吸音	吸気＜呼気	強い	高い	あり	頸部気管周囲、胸骨柄
気管支肺胞呼吸音	吸気＝呼気	中程度	中程度	なし	前胸部第1・2肋間、肩甲骨間部
肺胞呼吸音	吸気≫呼気	弱い	低い	なし	肺の大部分

※呼吸音の線の太さは音の強弱を、線の傾斜度は音の高低を表す。線の間隔の有無は、吸気と呼気の間の切れ目の有無を示す。

副雑音の分類 ・・・・・・・・・・・・・・・・・・・・・・・・・・・・・・・・・

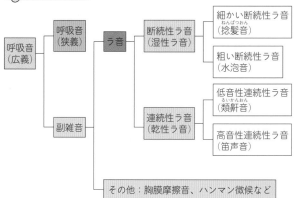

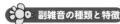

副雑音		特徴	関連するおもな疾患・病態
断続性ラ音:クラックルともいう。短い音が断続的に繰り返す	捻髪音(ねんぱつおん)	耳元で髪の毛をねじるような「パリパリ」「チリチリ」という高い音	肺炎、間質性肺炎、肺うっ血、無気肺、肺線維症、石綿肺
	水泡音	水中で泡が立つような「ブツブツ」「ブクブク」という大きく低い音	痰貯留、気管支炎、肺炎、肺水腫、びまん性汎細気管支炎(DPB)
連続性ラ音:一定の長さをもつ	類鼾音(るいかんおん)	いびきのような「ガーガー」「ズーズー」という低い音	異物、舌根沈下、痰貯留、気管支喘息、COPD(慢性閉塞性肺疾患)、腫瘍
	笛声音	高音の笛のような「ピーピー」「ヒューヒュー」という音	異物、気管支喘息、気管支喘息、COPD、DPB、うっ血性心不全
胸膜摩擦音		吸気と呼気の間に聴かれる、雪を踏むような「ギューギュー」という音	胸膜炎、肺炎、腫瘍、外傷
ハンマン徴候		「バリバリ」「ガリガリ」という軋音(あつおん)	縦隔気腫

 アセスメントからケアへ

» 呼吸困難をおもな症状とするのが気管支喘息である。喘息発作時は大量の喀痰と咳嗽がみられる。発作を軽減するための適切な対処が必要となる。

» 喘息はアレルギー型と非アレルギー型に分類される。前者の発作の誘因には、ダニ・カビ・化学物質など環境要因や食物などがある。発作の予防には、生活環境の調整をし、アレルゲンとなるものを避ける必要がある。

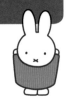

呼吸音の聴診

呼吸音の聴診は肺の組織の状態を知る重要なアセスメントである。とくに肺野の面積が前胸部に比べて広い背部の聴診は重要である。

呼吸音の聴診のポイント

- 右→左、左→右の順序で、左右対称に行う。
- 肋骨、肩甲骨上を避け、肋間部で聴取する。
- 1カ所につき1呼吸以上聴取する。
- 音の種類、左右対称性、吸気および呼気の長さ・強弱・高低を聴く。
- 音の減弱・消失の有無を確認する。

呼吸音の聴こえる位置

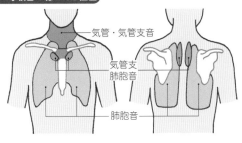

気管・気管支音

気管支
肺胞音

肺胞音

肺葉区域と呼吸音の聴診部位・聴診順序

　呼吸音の聴診部位と聴診順序は原則として肺の打診部位と打診順序と同じであるが、気管呼吸音をとくに聴取したい場合は、前胸部の①の位置で聴診を行う。また、座位をとることのできない患者の背部の聴診は仰臥位または側臥位で行う。

肺葉区域

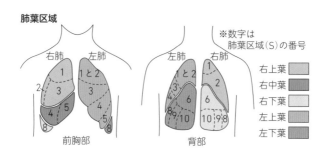

※数字は肺葉区域（S）の番号

右上葉
右中葉
右下葉
左上葉
左下葉

聴診部位と順序

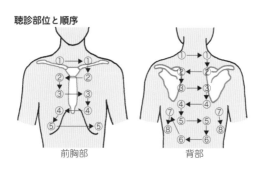

前胸部　　　　　背部

肺葉区域と呼吸音の聴診部位・聴診順序（仰臥位）

肺葉区域　　　　　　　　　　※数字は肺葉区域（S）の番号

右上葉	
右中葉	
右下葉	
左上葉	
左下葉	

右肺側面　　　　　　　　左肺側面

聴診部位と順序

① ④ ⑤ ⑧　　　　　② ⑥ ⑦ ③

右側　　　　　　　　左側

アセスメントからケアへ

» ケア場面では、呼吸音の聴診が日常的に行われ、聴取結果は重要な判断材料となる。各肺葉区域における呼吸音の特徴、強弱、胸膜摩擦音、呼気時間に対する吸気時間の比などを聴取する。

» 呼吸音は気道狭窄、感染性疾患、拘束性肺疾患などによって違う。呼吸音の減弱は、喘息およびCOPD（慢性閉塞性肺疾患）、胸水または気胸などで起こり、呼吸音の増強は肺線維症による呼吸困難時、気管支炎で起こる。呼気の延長は気管支喘息、COPD、DPBなどで起こる。

» 呼吸状態をアセスメントし、呼吸困難時には安楽な体位や呼吸法の指導を行う。必要によっては吸引、酸素吸入などの処置をとる。

肺機能

咳嗽の分類

咳嗽は肺内の空気が気道を通して爆発的に吐き出されることである。性状を分類することで、原因となる疾患を推定する。

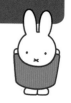

喀痰の有無による分類

乾性咳嗽	喀痰を伴わない。いわゆる「から咳」
湿性咳嗽	喀痰を伴う。気道や肺胞からの分泌物や滲出液が排出される

持続期間による分類

急性咳嗽	発症からの持続期間が3週間以内。多くは感染症による
遷延性咳嗽・慢性咳嗽	発症からの持続期間が3週間以上になる咳嗽。8週間以上続く場合は、慢性咳嗽とよぶ。感染症以外の原因も考えられる

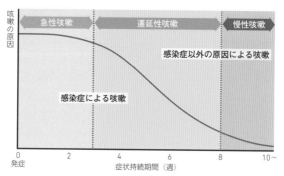

出典／日本呼吸器学会：咳嗽に関するガイドライン第2版、2016

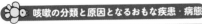 咳嗽の分類と原因となるおもな疾患・病態

	乾性咳嗽	湿性咳嗽
急性咳嗽	急性上気道炎、肺炎	急性気管支炎、肺炎、気管支内異物、気胸、胸膜炎
遷延性咳嗽・慢性咳嗽	咳喘息、アトピー咳嗽、特発性間質性肺炎、放射性肺炎、肺がん、喉頭がん、胃食道逆流症、膠原病肺、感染後咳嗽	気管支喘息、副鼻腔気管支症候群、COPD（慢性閉塞性肺疾患）、びまん性汎細気管支炎（DPB）

 アセスメントからケアへ

» 咳嗽をきたす疾患や状態は数多くある。咳嗽時は咳の状況とともに痰の量、色、粘稠性など、その性状についても観察する。

» 咳嗽がみられる疾患のなかには、感染性のものもみられる。マイコプラズマ感染症やインフルエンザなどが予測され、咳のある場合にはマスク装着による咳エチケットが求められる。とくに外来など人が多く集まる場所においてや、多床室に入室している患者の場合は、飛沫が飛ぶ距離を想定し、ベッド間は2m程度あけることが求められる。

» 結核や肺がんの場合は、咳嗽が初発症状の場合もある。レントゲン検査などを併用しながら、喀痰に血液の混入がないかなどの観察が求められる。

» 1回の咳嗽発作で2kcal（≒8.4kJ）のエネルギーを消費するといわれる。咳嗽が続く患者はエネルギーを著しく消耗する。体力を温存するためには栄養状態のアセスメントも欠かせない。

» 結核は空気感染で感染が拡大されることから、既往歴の把握とともに、陰圧室への入室が求められる。

5

呼吸・循環に関連するアセスメント

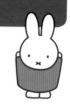

喀痰の性状分類

喀痰（痰）は、気道からの分泌物である。生理的分泌物に混じって、細菌などの異物や、滲出物、肺胞の内容物などが検出される場合、肺機能の異常が疑われる。

※健常時の1日の喀痰量は100mL以下で、無意識に嚥下されている。これを超えた量が咳嗽とともに喀出されると、痰として意識される。

喀痰の性状		関連するおもな疾患・病態
量が多い		気管支喘息における気管支漏、肺胞上皮がん、DPB
漿液性		うっ血性心不全、肺胞上皮がん
粘液性		非結核性抗酸菌症
膿性	緑色	緑膿菌感染による肺炎・肺化膿症・DPB
	黄色	インフルエンザ菌感染による肺炎・肺化膿症
	血色	肺炎球菌による肺炎、肺化膿症
	悪臭	腐敗臭 ⇒嫌気性菌感染による肺炎・肺化膿症 甘酸っぱい臭気 ⇒肺カンジダ症
非膿性	ピンク泡	うっ血性心不全、肺水腫
	白泡	上気道炎、気管支炎、気管支喘息
血痰・喀血		外傷、肺うっ血、肺塞栓、肺血栓、気管支炎、肺炎、肺がん、肺結核

 アセスメントからケアへ

» 痰は、呼吸器系疾患の病状と密接に関係している。疾患によっては臨床上問題となる細菌やウイルスが検出されることから、感染源となり得るもののひとつである。

» 性状を確認後は、適切な廃棄を行うことが重要である。

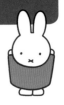

動脈血ガス分析

動脈血を採血して分析・計算した値から、肺におけるガ
ス交換の状態や、体液の酸・塩基平衡の状態を知るこ
とができる。

動脈血ガス分析値の基準値

※空気呼吸時

pH （水素イオン指数＝酸塩基平衡）	7.4 ± 0.05
PaO₂ （動脈血酸素分圧）	80〜100mmHg
PaCO₂ （動脈血炭酸ガス分圧）	35〜45mmHg
HCO₃⁻ （重炭酸イオン濃度）	22〜26mEq/L
BE* （塩基過剰）	− 2.5〜＋2.5mEq/L
SaO₂ （動脈血酸素飽和度）	95〜97％
CaO₂ （動脈血酸素含量［濃度］）	16〜24mL/dL

$$PaO_2 60mmHg = SaO_2 90\% = SpO_2 90\%$$

※SpO₂（経皮的動脈血酸素飽和度）はパルスオキシメーターを用い
て測定したSaO₂の近似値

アシドーシスとアルカローシスの診断基準

pH7.4以下⇒アシドーシス ── PaCO₂ 40以上⇒呼吸性アシドーシス

── HCO₃⁻ 24以下⇒代謝性アシドーシス

pH7.4以上⇒アルカローシス ── PaCO₂ 40以下⇒呼吸性アルカローシス

── HCO₃⁻ 24以下⇒代謝性アルカローシス

* base excess

アシドーシスとアルカローシスの分類 ・・・・・・・・・・・・・・・・・

分類	原因	おもな症状
呼吸性アシドーシス	胸部外傷、気道狭窄・閉塞、慢性気管支炎、肺炎、肺水腫、COPD、気管支喘息、呼吸筋の障害	CO_2 ナルコーシス、羽ばたき振戦、頭痛、錯乱、不安、眠気
代謝性アシドーシス	重度の下痢、糖尿病、腎不全、尿毒症 外因性：メタノール、パラアルデヒド中毒	クスマウル呼吸、疲労による錯乱・昏迷・昏睡、低血圧、心不全、高カリウム血症
呼吸性アルカローシス	肺炎、肺線維症、肺血管病変、疼痛・不安などによる過換気状態、中枢神経系の疾患	耳鳴、末梢の知覚異常、めまい、ふらつき、痙攣、テタニー
代謝性アルカローシス	重度の嘔吐、利尿薬の服用、低カルシウム血症、アルドステロン症	食欲不振、悪心・嘔吐、テタニー、低カリウム血症

 アセスメントからケアへ

» 血液中の酸素と二酸化炭素の量を調べることにより、肺が正常に機能しているかどうかの診断がなされる。

» 体内は調節機構により、つねにpH7.4前後に保たれている。調節機構が破綻すると、体内の酸・アルカリのバランスが崩れ、呼吸困難をはじめとするさまざまな症状を呈する。

» 血液検体は大腿動脈（鼠径部）、上腕動脈（肘部）などから採取される。採血にかかわる医師は個人防護具（PPE）を着用し、実施する。

» 動脈穿刺をするため、施行後の止血を確実に行う。

肺機能

酸素ヘモグロビン
解離曲線

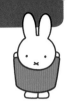

血液中の酸素飽和度と酸素分圧の関係は、ヘモグロビン解離曲線で表される。曲線から、酸素供給機能の状態がわかる。

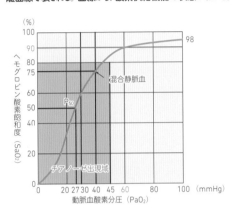

- 正常な状態ではPaO_2が100mmHgで、SaO_2は98%。
- PaO_2が100〜60mmHgの間では、SaO_2は90%を保つ。
- $PaO_2$60mmHg以下では、SaO_2は急激に低下するため、$PaO_2$60mmHg（$SaO_2$90%）以下を低酸素血症（呼吸不全）とする。
- 混合静脈血では、$PaO_2$40mmHgでSaO_2は75%を保つ。

解離曲線の左右偏位のおもな要因 ・・・・・・・・・・・・・・・・・・

左方偏位	アルカローシス、低体温、2,3-DPG*の減少、低炭酸ガス血症
右方偏位	アシドーシス、高体温、2,3-DPGの増加、高炭酸ガス血症

※ 2,3-Diphosphoglycerate

5

呼吸・循環に関連するアセスメント

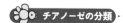

チアノーゼは、還元型ヘモグロビン濃度が5g/dL以上になると生じる。酸素ヘモグロビン解離曲線ではPaO$_2$45mmHg以下、SaO$_2$80％以下がチアノーゼ出現域となる。パルスオキシメーターではSpO$_2$＜70％を参考値としている。

分類	原因	基礎となるおもな病態	好発部位
全身性（中心性）	動脈血酸素含量の減少	ガス交換障害を起こすすべての肺疾患、右-左シャントを伴う疾患	口唇や皮膚全体、頬部や鼻尖部、耳介、爪床
	異常ヘモグロビンの増加、多血症	急性心不全（肺水腫）、薬剤性	
局所性（末梢性）	循環障害による末梢での酸素消費量の増加	末梢血管障害、寒冷刺激による血管収縮、静脈血のうっ滞	四肢の末梢、顔面などに限局

 アセスメントからケアへ

» チアノーゼは、一般に重篤な病態時にみられることが多い。原疾患に起こる徴候の観察はもちろんのこと、急変時には酸素吸入や強心剤などの対症療法が行われ、速やかに適切な処置をとる必要がある。

» 心疾患のためにチアノーゼがみられる患者では日常生活動作の程度が検討され、病状に合わせた安静保持がとられる。心機能のNYHA（New York Heart Association）分類、心電図・エコー・血管造影検査の結果などから臨床診断が行われる。清潔行為や排泄、移動などの判断は心機能の状態に合わせ、方法を選択する必要がある。

呼吸困難の分類

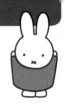

呼吸困難は、息切れを伴う努力呼吸が認められる状態である。呼吸困難があるときは一般的に緊急を要することが多いので、迅速な対応が必要となる。

 原因となるおもな疾患による呼吸困難の分類 ･････････････

分類	原因となるおもな疾患
肺性呼吸困難	• 閉塞性換気障害：異物吸引、痰、腫瘍、アナフィラキシー、気管支喘息、びまん性汎細気管支炎、COPD（慢性閉塞性肺疾患） • 拘束性換気障害：肺炎、間質性肺炎・肺線維症、胸水、気胸、胸膜肼胝、後側彎症、肺結核後遺症 • 肺循環障害：肺塞栓・血栓症、肺高血圧症 • 肺水腫、肺がん
心性呼吸困難	心筋症・弁膜症・冠動脈疾患などによるうっ血性心不全、心房・心室中隔欠損
代謝性・内分泌性呼吸困難	糖尿病性アシドーシス、尿毒症、甲状腺機能亢進症
神経・筋疾患性呼吸困難	脳血管障害・脳圧亢進などによる呼吸中枢の抑制、筋ジストロフィー・ポリオ・ALS*・ギランバレー症候群などによる呼吸筋障害
血液疾患による呼吸困難	重度の貧血、大出血
心因性呼吸困難	神経症、過換気症候群、激痛
酸素欠乏性呼吸困難	二酸化炭素中毒、高山病

5

呼吸・循環に関連するアセスメント

---

* amyotrophic lateral sclerosis 筋萎縮性側索硬化症

呼吸困難の評価法

主観的な症状である呼吸困難は程度の評価がむずかしい。患者自身が評価する方法と、生活動作から客観的に評価する方法がある。

🌼 呼吸困難の強さの評価法① 修正ボルグスケール（Borg scale）

「まったく感じない（0）」から「最大限に強い（10）」までの12の段階があり、患者が自身で呼吸困難の状態を評価する。

0	まったく感じない	5	強い
0.5	非常に弱い	6	とても強い
1	やや弱い	7	とても強い
2	弱い	8	とても強い
3	中くらい	9	非常に強い
4	やや強い	10	最大限に強い

🌼 修正ボルグスケールの活用例

日常生活の場面別に評価を行う。

	0	0.5	1	2	3	4	5	6	7	8	9	10
食事						○						
洗顔			○									
歯磨き					○							
トイレ（排尿のとき）				○								
トイレ（排便のとき）					○							
入浴（シャワーのみ）				○								
入浴（浴槽につかる）							○					

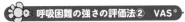

 呼吸困難の強さの評価法② VAS* ・・・・・・・・・・・・・・・・・

呼吸困難の強さを10cmの横線上のどこに位置するかで評価する。患者自身が✕印で記入する。経時的に呼吸困難の程度の変化を比較する場合に用いる。

| まったく
息苦しくない | | 耐えられないほど
息苦しい |

⊢━━━━━━━━━━✕━━━━━━━━⊣

呼吸困難の重症度の評価法① フレッチャー―ヒュー―ジョーンズ分類

I度	同年齢の健常者とほぼ同様の労作ができ、歩行、階段昇降も健常者並みにできる（正常）
II度	同年齢の健常者とほぼ同様の労作ができるが、坂、階段昇降は健常者並みにはできない
III度	平地でさえ健常者並みには歩けないが、自分のペースでなら1マイル（約1.6km）以上歩ける
IV度	休みながらでなければ50ヤード（約46m）以上歩けない
V度	会話、着物の着脱にも息切れがする。息切れのため外出できない

 アセスメントからケアへ

» 呼吸困難に伴う急変では、第一に気道確保と酸素投与を行う。意識消失では気管内挿管の適応となり、血管を確保する。気道確保後は、血液ガス分析、胸部X線、心電図、採血などの検査によって呼吸困難の原因精査を行い、代謝性アシドーシスの有無を確認する。

» II度以上の呼吸困難がある場合は、必ず受診するようにすすめる。

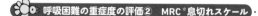

呼吸困難の重症度の評価② MRC*息切れスケール ·········

Grade 0	息切れを感じない
Grade 1	強い労作で息切れを感じる
Grade 2	平地を急ぎ足で移動する、またはゆるやかな坂を歩いて登るときに息切れを感じる
Grade 3	平地歩行でも同年齢の人より歩くのが遅い。または自分のペースで平地歩行していても息継ぎのため休む
Grade 4	100ヤード（約91.4m）歩行したあと、息継ぎのため休む。または数分間、平地歩行したあと、息継ぎのため休む
Grade 5	息切れがひどくて外出ができない、または衣服の着脱でも息切れがする

アセスメントからケアへ

» 息切れは、呼吸器系の疾患だけでなく、心疾患や血液疾患などでも起こる。息切れの状態は酸素不足や炭酸ガス（二酸化炭素）が過剰気味になっていることが多く、肩を上下させて息を吸う努力呼吸がみられる。

» 息切れが出現したときには安静を保持して観察する。

» ケア場面においては、短時間で計画が実施できるように工夫する。たとえば、清潔ケアでは部分清拭を取り入れたり、入浴をシャワー浴に変更するなど、疲労感を与えない計画を立てる。

» また、息切れは長年の喫煙習慣や、妊娠中、過剰な運動などの場合にも起こる。息切れの原因となっている状況を分析し、禁煙法や呼吸法、休憩の取り方などの指導につなげていくことが重要である。

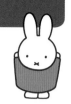

COPD（慢性閉塞性肺疾患）

COPDの診断には呼吸機能検査が必須である。スパイロメトリーにより1秒率（FEV$_1$%）を測定することで、閉塞性換気障害の存在が判明する。

 COPDの診断基準と鑑別を要する疾患 ·········

- 診断基準
1. 長期の喫煙歴などの曝露因子があること[*1]
2. 気管支拡張薬吸入後のスパイロメトリーでFEV1/FVCが70%未満であること
3. 他の気流閉塞を来しうる疾患を除外すること

- 鑑別を要する疾患

1. 喘息	7. 心不全・不整脈
2. びまん性汎細気管支炎・副鼻腔気管支症候群・気管支拡張症	8. 肺高血圧症
	9. 肺血栓塞栓症
3. 閉塞性細気管支炎	10. 間質性肺炎
4. リンパ脈管筋腫症	11. 全身性疾患[*2]
5. じん肺症	12. 肺がん
6. 肺結核	13. 後鼻漏、薬剤など

出典／日本呼吸器学会：COPD診断と治療のためのガイドライン第5版、2018

[*1] Smoking Index 400（1日の喫煙本数×年）以上
[*2] 神経筋疾患、貧血、甲状腺機能異常、代謝性アシドーシスなど

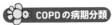 **COPDの病期分類** ･･････････････････････

※気管支拡張薬吸入後のFEV₁値に基づく

病期		定義
Ⅰ期	軽度の気流閉塞	$FEV_1/FVC < 70\%$ $\%FEV_1 \geqq 80\%$
Ⅱ期	中等度の気流閉塞	$FEV_1/FVC < 70\%$ $50\% \leqq \%FEV_1 < 80\%$
Ⅲ期	高度の気流閉塞	$FEV_1/FVC < 70\%$ $30\% \leqq \%FEV_1 < 50\%$
Ⅳ期	きわめて高度の気流閉塞	$FEV_1/FVC < 70\%$ $\%FEV_1 < 30\%$

出典／日本呼吸器学会：COPD診断と治療のためのガイドライン第5版、2018

 アセスメントからケアへ

» COPDの重症度は、この結果に加え、咳、痰、呼吸困難や運動能力低下の程度から判定される。

» 喫煙歴があり、40歳以上の人は検査を受ける必要性がある。進行すると少し動いただけでも息切れが生じ、日常生活に支障をきたす。さらに進行すると呼吸不全や心不全を起こす。

» ①咳や痰が出る、②風邪が治りにくい、③喘鳴がある、④呼吸時にゼーゼー、ヒューヒューという音が聴かれるなどの症状がある場合は、診察を受けるようすすめる。

» パルスオキシメータを使って日々の呼吸状態を把握する方法を伝えたり、喫煙者に禁煙指導をするなど、患者がセルフケアを行えるよう教育的にサポートする。

動悸の問診と分類

動悸は心悸亢進ともいい、普段は自覚のない心臓の拍動を自覚することである。動悸の訴えはさまざままであり、その内容によって疾患を推測する。

🐾 動悸の問診

基本情報	年齢、性別、既往歴など
発症の仕方と持続性	何となく始まり、気づかないうちに終わる
	突然始まり、突然終わる
	瞬間的に起きる
	夜間に起きる
誘因	飲酒時に起きる
	労作時に起きる
	就寝中・深夜・休息時に起きる
	過労、過緊張、精神的ストレスがあると起きる
	発熱に伴って起きる
感じ方	強弱がある
	強弱はない（継続的に強い・弱い）
	拍動が速い・遅い
	拍動に乱れがある（脈がとぶなど）
随伴症状	息切れがある
	胸痛がある
	頭痛がある
	頻脈がある
	手のふるえが起きる
	めまいがある
	手足のむくみがある
	発汗（冷や汗）がある
	吐き気がある
	呼吸困難がある
	不眠がある

動悸の分類 ・・・・・・・・・・・・・・・・・・・・・・・・・・・・

分類		関連するおもな疾患・病態
心疾患を原因とする動悸	不整脈性	期外収縮、心房細動、心房粗動、心室頻拍、発作性上室頻拍
	器質性心疾患（非不整脈性）	高血圧、心不全、弁膜症
心疾患以外の原因による動悸	器質的疾患による二次性のもの	発熱、貧血、低血糖、甲状腺機能亢進症
	心因性	不安神経症、パニック障害、過換気症候群
生理的な動悸		激しい運動、精神的ストレス

 アセスメントからケアへ

» 動悸には、心臓に原因があって起こるものと、心臓以外の原因で起こるものがある。起こり方もさまざまである。

» 問診時は、どのようなときに動悸が起こるのかに加えて、既往歴、仕事内容、スポーツ歴、喫煙の有無、飲酒の有無、薬物歴、アレルギーの有無などが聴取される。

» 動悸以外の症状の有無などのアセスメントと同時に、不整脈の有無を確認する。不整脈がみられる場合は心房細動・粗動や心室性不整脈に移行することもあるため、バイタルサインを確認し、心電図検査を行い、不整脈に対する治療が行われる。

» 不整脈がみられない場合には検査によって原因検索が行われる。問診・身体診察はもちろんのこと、心電図検査、血液検査、画像検査などが行われる。

胸部と頸静脈の観察

心臓の位置と大きさを把握し、胸部と頸静脈を観察することで、
心機能の異常の有無を鑑別する。

🐾 心臓の位置と大きさ

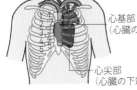

心基部
（心臓の上部）

心尖部
（心臓の下端）

大動脈弓

左心房
大動脈弁
僧帽弁
左心室

肺動脈弁
右心房
三尖弁

右心室

心基部は第2肋間の胸骨線上、
心尖部は第5肋間と鎖骨中線の
交点。
心臓は胸骨の裏側からやや左寄
りに位置する

🐾 胸部の観察ポイント

- 左右の対称性や変形の有無を確認する。
- 心尖拍動の位置（正常では座位で左第5肋間、鎖骨中線の1～2mm
  内側にみられる）と、拍動の異常の有無を確認する。

頸静脈拍動と怒張の観察 ･･･････････････････････････

怒張が見づらい場合は、ペンライトの光を
当て、怒張による頸静脈の影で確認する

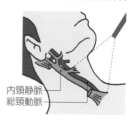

内頸静脈
総頸動脈

上体を45度起こす

 頸静脈圧の測定 ･･････････････････････････････････

外頸静脈拍動の最高点と、
胸骨切痕からの高さを測定
する。高さは正常で4.5cm

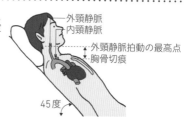

外頸静脈
内頸静脈

外頸静脈拍動の最高点
胸骨切痕

45度

🏠 **アセスメントからケアへ**

» 頸静脈圧は、右房内圧や中心静脈圧を反映するため、中
心静脈カテーテルを挿入しなくても中心静脈圧がわかる。
判定には、右頸部頸静脈拍動が最もよく評価される。

» 頸静脈圧が4.5cmより高くなる疾患にはうっ血性の右
心不全、収縮性心膜炎、心タンポナーデ、三尖弁狭窄
症、上大静脈の閉塞などがある。

» 頸静脈圧が4.5cmより低いときには、心拍出量低下や
利尿薬過剰の可能性が考えられる。臨床症状を観察し
ながら状態把握を行う。

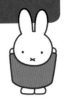

振戦、心尖拍動の触診

触診では全身の動脈に加えて、視診ではあきらかにならない胸壁の振戦（スリル）や心尖拍動を確認し、心機能の異常を発見する。

動脈の触診のポイント

※全身の動脈の位置は、p.016の「脈拍の測定部位」を参照。

- 規則的な拍動があり、左右差、上下肢差がなければ正常。
- 拍動の大きさ、強さ、リズムをみる。
- 血管の緊張度や弾力性、蛇行の有無をみる。

振戦の触診方法と順序

振戦は、血管の狭窄部を血流が通過するときの抵抗が血管壁に共振し、振動として触知されるものである。正常では触知されない。

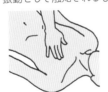
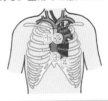

①→②→③→④の順序で触診する。
①第2肋間胸骨右縁＝大動脈弁領域
②第2肋間胸骨左縁＝肺動脈弁領域
③第5肋間胸骨左縁＝三尖弁領域
④左第5肋間と鎖骨中線の交点（心尖部）＝僧帽弁領域

107

最大拍動点の触診・・・・・・・・・・・・・・・・・・・・・・・・・・・

　最大拍動点は、心臓の拍動が胸壁に最も強く伝わる部分で、通常は心尖部と一致する。若年者や健常者では、正常で触知されない場合もある。

※心尖部の位置はp.105図参照

- 心尖部（左第5肋間と鎖骨中線の交点）を触診する。
- 拍動点の位置（拍動部位の偏位や下降の有無）、拍動の範囲（直径、振幅）、大きさ、強さをみる。
- 拍動の範囲は直径、振幅ともに2cm程度であれば正常。

アセスメントからケアへ

» 心尖拍動の触診は心機能低下を知るには有用な所見である。患者に45度左側臥位を保持してもらい、検者は手掌の指のつけ根部分を患者の心尖部に当てる。

» 最大拍動点は第5肋間で測定される。鎖骨中線より外側への偏位、第6肋間以降への下降は心肥大（左室肥大）が疑われる。

» 肥満者やCOPD患者では、心尖拍動は触知されないこともある。

» 心尖拍動を触診するときは、指先・手掌を温め、被検者に不快感を与えない配慮が必要である。

心音の聴診

心音は、心臓の収縮と弁の閉鎖によって発生する振動音
である。心音を聴き、心臓の異常の有無を発見する。

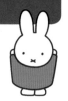

🐾 心音の聴診のポイント ‥‥‥‥‥‥‥‥‥‥‥‥‥‥‥

- 音の増強、減弱の有無を聴く。
- 音調、リズム、持続時間、タイミングの異常の有無を聴く。
- 音の分裂の有無、呼吸時の変動を聴く。
- Ⅲ音、Ⅳ音（p.110参照）の有無を聴く。

🐾 心音の聴診部位と順序 ‥‥‥‥‥‥‥‥‥‥‥‥‥‥‥

　　最初に聴診器の膜型を当てて、下図の位置と順序にしたがっ
て聴診を行う。次に聴診器のベル型を当てて、同様に行う。

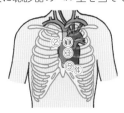

①→②→③→④→⑤の順序で聴診する。
①第2肋間胸骨左縁＝肺動脈弁領域
②第2肋間胸骨右縁＝大動脈弁領域
③第3肋間胸骨左縁＝エルプの領域
④左第5肋間と鎖骨中線の交点＝僧帽弁領域
⑤第5肋間胸骨左縁＝三尖弁領域
※⑤→④→③→②→①の順序で聴診する方法もある。

心音の分類

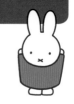

正常な心音は、心室収縮期の始まりに聴かれるⅠ音と、
終わりに聴かれるⅡ音で、その間に無音の時間がある。
心音を聴取し、心臓の異常を発見する。

正常な心音

Ⅰ音	• 心室収縮期が始まると同時に聴取される、持続時間が長く低調な音 • 僧房弁と三尖弁が閉鎖する音で、その領域で大きく聴取される
無音時間	• Ⅰ音とⅡ音の間は、Ⅱ音と次のⅠ音の間より短い
Ⅱ音	• 収縮期が終わり、弛緩・拡張が始まるときに聴取される、持続時間が短く高調な音 • 肺動脈弁と大動脈弁が閉鎖する音で、その領域で大きく聴取される

弁の開閉と心音の聴かれるタイミング

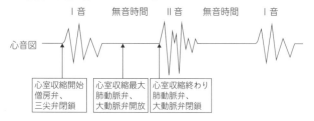

領域によるⅠ音とⅡ音の大きさの違い

肺動脈弁領域	Ⅰ音＜Ⅱ音
大動脈弁領域	Ⅰ音＜Ⅱ音
エルブの領域	Ⅰ音＝Ⅱ音
僧帽弁領域	Ⅰ音≫Ⅱ音
三尖弁領域	Ⅰ音＞Ⅱ音

異常な心音 ・・・・・・・・・・・・・・・・・・・・・・・・・・・・・・・・・

　過剰心音は、Ⅰ音・Ⅱ音にⅢ音またはⅣ音が加わり、馬が駆けるような3部調律で聴かれることから、ギャロップリズムまたは奔馬調律(ほんば)ともいう。

　心雑音は、心室や小血管から大血管への血流が、弁の障害や心室、血管の連結の異常により、逆流や渦を起こして発生する音とされる。

異常心音		特徴	関連するおもな疾患・病態
過剰心音	Ⅲ音	心室拡張早期のⅡ音のあとに聴かれる、低調な音	僧房弁閉鎖不全、大動脈弁閉鎖不全、心不全、拡張型心筋症
	Ⅳ音	心室拡張後期にⅠ音の直前に聴かれる、低調な音	高血圧、虚血性心疾患、大動脈弁狭窄、肺動脈弁狭窄、心不全、閉塞型肥大型心筋症
心雑音 収縮期雑音	収縮中期駆出性雑音	収縮の中期に聴かれる	肺動脈弁狭窄症、大動脈弁狭窄症、心房中隔欠損症
	収縮後期の心雑音	収縮の後期に聴かれる	僧房弁閉鎖不全
	全収縮期逆流性雑音	全収縮期に聴かれる	僧房弁閉鎖不全、三尖弁[*1]閉鎖不全、心室中隔欠損
拡張期雑音	拡張期逆流性雑音	拡張早期に聴かれる	半月弁[*2]障害
	充満期雑音	拡張中期～収縮期前まで聴かれる	房室弁狭窄
心膜摩擦音		心拍と同期に聴こえる、こするような、ひっかくような音。胸骨左縁から心尖部に限局して聴かれることが多い	急性心膜炎

*1　右心房と右心室の間にある房室弁（p.105参照）
*2　大動脈弁と肺動脈弁の総称

心雑音の強さの分類（Levine分類）

I度	非常に弱い雑音。聴診器を当ててもすぐには聴こえず、集中して聴診してようやく聴取できる
II度	弱い雑音。聴診器を当てるとすぐに聴取できる
III度	中程度の雑音。II度より大きく、あきらかに聴取できる
IV度	大きな雑音。III度より大きく、振戦を伴うほど強い
V度	聴診器で聴く最も大きな雑音。聴診器を胸壁から離すと聴かれない
VI度	非常に大きな雑音。聴診器を胸壁から離しても聴取できる

 アセスメントからケアへ

» 心雑音が聴取されたときは、病的な心雑音か、正常な心雑音かの区別が必要となる。心雑音が大きくなると、胸壁の振戦も確認できる。

» 大動脈弁狭窄では無症状のことが多く、心臓の余力がなくなって体動時の胸痛や息苦しさなどの心不全症状を呈することがある。突然死もあることから、精査・治療・手術の適応時期の検討が求められる。

» 大動脈弁狭窄は感染性心内膜炎を合併することがある。歯科治療や内視鏡による手術、耳鼻科の手術などでは、菌塊が運ばれ、塞栓症を起こし、脳梗塞などを起こすこともあることから、事前に抗生物質を服用し、発症の予防を行う場合がある。

» 定期的な受診の必要性とともに、日常生活のなかで、感染症に罹患しないように注意を喚起する。これらの注意点は弁置換術を実施したあとも継続できるように、教育的にかかわる。

血管雑音の聴取

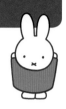

血管内部で発生する雑音を聴くことにより、血流速度、血液の粘稠度、血管壁の硬化度、血管の狭窄度、動脈瘤の有無などを推測することができる。

 聴取部位

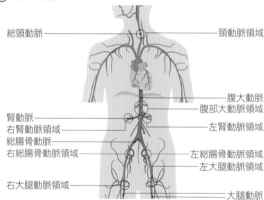

| 総頸動脈 | 頸動脈領域 |

腹大動脈
腹部大動脈領域
腎動脈
右腎動脈領域 — 左腎動脈領域
総腸骨動脈
右総腸骨動脈領域 — 左総腸骨動脈領域
左大腿動脈領域
右大腿動脈領域
大腿動脈

血管雑音が聴かれる部位と関連するおもな疾患・病態

頸動脈領域	頸動脈狭窄、持続性の静脈雑音（こま音）が聴かれる場合は甲状腺機能亢進症
腹部大動脈	腹部大動脈狭窄、腹部大動脈瘤
腎動脈	腎動脈狭窄
総腸骨動脈	腸骨動脈瘤
大腿動脈	閉塞性動脈硬化症、大動脈弁閉鎖不全

心電図波形の見方

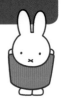

心臓の収縮、弛緩によって発生する電気的活動をグラフに記録する心電図により、心臓の異常を発見することができる。

12誘導心電図の電極を装着する位置

右手（赤）
左手（黄）
左足（緑）
右足（黒）

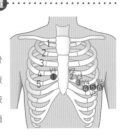

V1誘導❶	第4肋間胸骨右縁
V2誘導❷	第4肋間胸骨左縁
V3誘導❸	❷と❹の中点
V4誘導❹	第5肋間と左鎖骨中線の交点
V5誘導❺	❹の高さで左前腋窩線との交点
V6誘導❻	❹の高さで左中腋窩線との交点

❶→❷→❹→❸→❺→❻の順に装着するとよい

心電図の基本波形

※横軸
　＝時間：25mm/秒
　（標準スピード）

縦軸
　＝電位：1mV/10mm
　（標準感度）

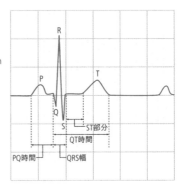

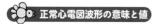

正常心電図波形の意味と値 ・・・・・・・・・・・・・・・・・・・・・・・・・・・・

波形と間隔	意味	正常値
P波	<ul><li>洞結節から（左右の）心房に興奮が伝わったときに発生する</li><li>心房の負荷の状態、洞調律か心房細動または心房粗動がわかる</li></ul>	<0.1秒 <2.5mm
PQ間隔	<ul><li>洞結節から房室結節まで興奮の伝わる時間を示す</li><li>房室ブロックなどで延長がみられる</li></ul>	0.12〜0.20秒
QRS波	<ul><li>心臓が収縮して、左心室から右心室へ（Q波）、心尖部から心室全体へ（R波）、さらに左心室の基部まで（S波）興奮が伝わった状態を示す。心室興奮伝導時間</li><li>脚ブロックなどで延長がみられる</li></ul>	<0.10秒 <25mm
ST部分	<ul><li>心筋の興奮が終了した状態を示す</li><li>急性心筋梗塞、狭心症、心膜炎などで、上昇あるいは下降がみられる</li></ul>	0.05〜0.15秒 1.2〜3.7mm
QT間隔	<ul><li>心筋の興奮から興奮の消失までの時間を示す</li><li>低カルシウム血症、低カリウム血症などで延長がみられる</li></ul>	0.36〜0.44秒 (RR間隔で補正) 8.7〜11mm
T波	<ul><li>心筋の興奮が消失し、次の興奮に備えている状態</li><li>電解質異常、心筋肥大、心筋虚血などで上昇あるいは下降がみられる</li></ul>	0.1〜0.25秒 高さは変動する
RR間隔	<ul><li>R波と次のR波の間の時間。心臓の拍動1回分の時間を示す</li><li>RR間隔が一定の場合は、60/RR（秒）で心拍数が求められる</li></ul>	徐脈 (60回／分)： 1秒以上 頻脈 (100回／分)： 0.6秒以下
U波	<ul><li>T波のあとの小さな波</li><li>虚血時にみられることもある</li></ul>	

5

呼吸・循環に関連するアセスメント

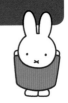

不整脈を示す心電図の特徴と波形

心臓の正常な電気的刺激の伝達が乱れ、拍動の規則性が失われた状態を不整脈という。心電図の異常から不整脈を発見する。

洞調律（正常波形）とおもな不整脈	特徴	心電図波形
正常洞調律（NSR）	• 脈拍60回／分以上100回未満	
頻脈性不整脈 洞性頻脈	• 脈拍100回／分以上 • 原因は心臓以外にあることが多い	
上室性期外収縮（SVPB）	• P波が洞調律周期より早期に出現する	
心房細動	• P波がなく、f波*が出現し、RR間隔が不規則 • 心房の興奮が300〜500回／分の高頻度で無秩序に起こる	
心房粗動	• P波がなく、基線が規則的にゆれる（F波） • 基礎心疾患があることが多く、しばしば心房細動を合併する	
発作性上室性頻拍	• QRS幅の狭い規則正しい波形 • 脈拍150回／分以上、ときに200回以上になる • 突然始まり、突然停止する • 持続時間・発生頻度はさまざま	
心室性期外収縮（PVC）	• QRS幅が0.12秒以上に拡大し、先行するP波はない • 期外収縮をはさむRR間隔は長いことが多い	

* 細かく不規則な基線のゆれ。心房内リエントリーが各所で無秩序に発生・消失していると考えられている。

	心室頻拍	• QRS幅が0.12秒以上で、脈拍150〜200回／分の速い調律 • 急性心筋梗塞や心筋症に合併して発生した場合は、突然死につながることもある	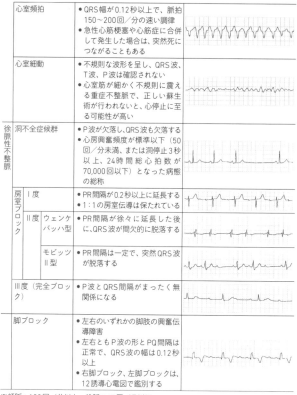
	心室細動	• 不規則な波形を呈し、QRS波、T波、P波は確認されない • 心室筋が細かく不規則に震える重症不整脈で、正しい蘇生術が行われないと、心停止に至る可能性が高い	
徐脈性不整脈	洞不全症候群	• P波が欠落し、QRS波も欠落する • 心房興奮頻度が標準以下（50回／分未満、または洞停止3秒以上、24時間総心拍数が70,000回以下）となった病態の総称	
	房室ブロック	I度	• PR間隔が0.2秒以上に延長する • 1：1の房室伝導は保たれている	
		II度	ウェンケバッハ型	• PR間隔が徐々に延長した後に、QRS波が間欠的に脱落する	
			モビッツII型	• PR間隔は一定で、突然QRS波が脱落する	
	III度（完全ブロック）	• P波とQRS間隔がまったく無関係になる	
	脚ブロック	• 左右のいずれかの脚肢の興奮伝導障害 • 左右ともP波の形とPQ間隔は正常で、QRS波の幅は0.12秒以上 • 右脚ブロック、左脚ブロックは、12誘導心電図で鑑別する	

※頻脈：100回／分以上　徐脈：60回／分以下

不整脈の分類

心電図によって不整脈が指摘された場合は、その危険度を分類する必要がある。

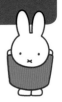

🐾 LOWN分類（ラウン心室性期外収縮重症度分類）・・・・・・・・・

Grade 0	心室性期外収縮はない	
Grade 1	単形成で1時間に30個未満出現	重症度
Grade 2	単形成で1時間に30個以上出現	
Grade 3	多形成	
Grade 4a	2連発	
Grade 4b	3連発以上	
Grade 5	R on T型	

🐾 心室性期外収縮の危険度を示す心電図 ・・・・・・・・

• 多形成

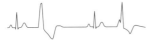

• 2連発

• 3連発以上

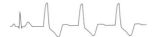

• R on T型 （短い連結期）

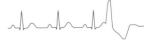

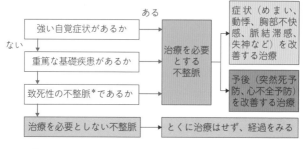

治療の必要性の有無と治療法の分類

強い自覚症状があるか → ある → 治療を必要とする不整脈 → 症状（めまい、動悸、胸部不快感、脈結滞感、失神など）を改善する治療

ない

重篤な基礎疾患があるか → 治療を必要とする不整脈 → 予後（突然死予防、心不全予防）を改善する治療

致死性の不整脈*であるか

治療を必要としない不整脈 → とくに治療はせず、経過をみる

🏠 アセスメントからケアへ

» 不整脈は無症状の場合と、動悸、めまい、失神（Adams-storks発作）、胸部違和感、息切れ、胸痛などの症状がみられる場合がある。

» 無症状の不整脈には睡眠不足や不規則な生活習慣、仕事のプレッシャー、仕事・将来への不安などが背景になっていることもある。生活習慣を整え、ストレスの解消が図れるように示唆を与える必要がある。

» 治療が必要な不整脈では抗不整脈薬の投与、脈拍をコントロールする薬物治療、ペースメーカーの植込み手術が行われる。

» ペーシング状態の観察では、患者本人が自覚症状などの観察ができ、セルフケアによって脈拍測定の習慣化ができるようかかわる。外出時はペースメーカー手帳の携帯などを意識できるように指導する。

---

* 心室細動、持続性心室頻拍は、基礎疾患の有無にかかわらず、放置すると短時間で死に至る危険性の高い不整脈である。

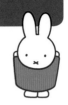

心不全

心不全の症状と分類

心不全は何らかの心臓の異常によって、全身の組織に必要な血液が供給されない状態をいう。重症度の分類と基礎疾患の把握が大切である。

🌸 心不全でみられるおもな症状

左心不全	肺より前方の循環障害のため、肺うっ血が生じる	労作時呼吸困難、起座呼吸、夜間発作性呼吸困難、喘鳴、頻拍、奔馬調律、湿性ラ音、チアノーゼ
右心不全	肺より後方の循環障害のため、おもに静脈系のうっ滞による症状が生じる	下腿浮腫、頸静脈怒張、消化管うっ滞による食欲低下、悪心、肝うっ滞による肝腫大、胸水、腹水、尿量減少
共通の症状	心拍出量の低下により生じる	全身倦怠感、血圧低下、頻拍、乏尿

※慢性化した左心不全は右心不全を伴うことが多い

🌸 キリップ分類

　急性心筋梗塞による急性心不全の重症度分類。肺の聴診や頸静脈怒張などの臨床所見により、肺うっ血の程度を推測して重症度を分類する。

Ⅰ度	湿性ラ音・Ⅲ音、頸静脈怒張なし	心不全なし
Ⅱ度	肺野の50%以下に湿性ラ音聴取、Ⅲ音聴取、静脈圧上昇	軽度から中等度の心不全
Ⅲ度	肺野の50%以上に湿性ラ音聴取、Ⅲ音聴取、静脈圧上昇	重症心不全
Ⅳ度	心原性ショック	血圧≦90mmHg 尿量減少

NYHA*の分類

　ニューヨーク心臓協会による慢性心不全の分類。臨床所見から重症度をⅠ度～Ⅳ度に分類する。

Ⅰ度	心疾患があるが、そのために身体活動が制限されることはないもの。普通の身体活動において、疲労、動悸、呼吸困難、あるいは狭心症の症状は生じない
Ⅱ度	心疾患があり、そのために身体活動が軽度に制限されるもの。安静時は無症状だが、普通の身体活動において、疲労、動悸、呼吸困難、あるいは狭心症の症状をきたす
Ⅲ度	心疾患があり、そのために身体活動が著しく制限されるもの。安静時は無症状だが、普通以下の軽い身体活動において、疲労、動悸、呼吸困難、あるいは狭心症の症状をきたす
Ⅳ度	心疾患があり、そのために非常に軽い身体活動でも著しく制限されるもの。安静時においても心不全、あるいは狭心症の症状をきたすことがあり、わずかの体動でもそれらが増強する

フォレスター分類

　肺動脈楔入圧（はいどうみゃくけつにゅうあつ）（PAWP）と心係数（CI）の測定値から、心不全の重症度と治療の指針を4群に分類する。

CI（L/分/m²）

	I群 PAWP＜18mmHg CI＞2.21 L/分/m² 治療の必要なし	II群 PAWP＞18mmHg CI＞2.21 L/分/m² 利尿薬、血管拡張薬
2.2		
末梢静脈不全 あり	III群 PAWP＜18mmHg CI＜2.21 L/分/m² 輸液、強心薬	IV群 PAWP＞18mmHg CI＜2.21 L/分/m² 利尿薬、血管拡張薬、強心薬、大動脈バルーンパンピング法

PAWP（mmHg）

18　肺うっ血あり

» 心不全は、心臓の血液拍出が不十分であり、全身が必要とするだけの循環量を保てない病態をいう。

» 左心不全は左心系の機能不全に伴い、心拍出量低下による血圧低下、左房圧上昇による肺うっ血が生じる。頻脈、チアノーゼ、尿量低下、血圧低下、手足の冷感、意識レベルの低下、胸水、労作時呼吸困難、咳嗽、湿性ラ音などが観察される。呼吸困難時は、起座呼吸がとられる。

» 右心不全は、右心系の機能不全に伴う一連の病態のことであり、静脈系のうっ血が主体となるため、下腿の浮腫が著明にみられるほか、腹水、肝腫大、頸静脈怒張などが観察される。

» 心不全の急性時は血行動態の正常化を図る。慢性心不全では心機能の改善とともに、自覚症状の軽減を図り、生活の質の向上を図る。

» 検査は心エコー検査や胸部X線検査による心陰影の拡大状況の確認、心電図検査、血液生化学検査が行われる。

口腔・消化・排泄に関連するアセスメント

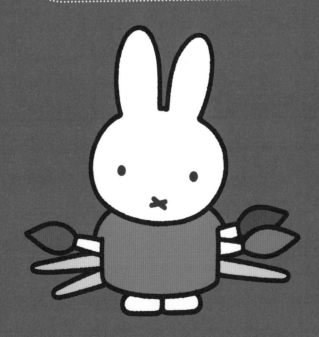

口腔の異常と関連する おもな疾患・病態

口唇、および口腔内の異常は、ときに重大な疾患や病態の存在を示していることがある。患者の訴えをよく聞くとともに、細かい観察が必要である。

部位と症状		関連するおもな疾患・病態
口唇	腫れ	口唇炎、先端巨大症、下唇の粘膜膿疱、良性腫瘍、がん性腫瘍
	ひび割れ	先天性梅毒、ビタミンC欠乏症
	発疹・ただれ	口唇ヘルペス、蕁麻疹、薬疹、天疱瘡、口角びらん
口腔内	腫れ	膿瘍、口腔底蜂巣炎
	腫瘤	良性腫瘍、がん性腫瘍、肉腫、嚢胞
	ただれ	義歯や補綴物の不具合、口内炎、壊疽性口内炎、外傷性潰瘍、天疱瘡、がん性腫瘍
	白斑	アフタ性口内炎、過角化、白板症、扁平苔癬
	舌下の腫れ	口底炎、唾石症、ガマ腫、皮様嚢胞、がん性腫瘍、肉腫
舌	腫れ・腫瘤	良性腫瘍、がん性腫瘍
	舌苔が多い	消化器疾患、熱性疾患
	白斑	アフタ性口内炎、白板症、過骨化症、扁平苔癬
	水疱	天疱瘡、多形滲出性紅斑
	赤変（苺舌）	猩紅熱
	赤変（平滑舌）	加齢、低血色素性貧血
	黒変（黒毛舌）	抗生物質の連用
	表面の痛み	アフタ性口内炎、舌炎、潰瘍、悪性腫瘍
	動きがおかしい	腫瘤・潰瘍を伴う場合は舌がん
口渇		唾石症、シェーグレン症候群、悪性貧血、尿毒症、悪性腫瘍による悪液質、肝硬変、糖尿病、自律神経失調症、甲状腺機能亢進症、精神的ストレス、薬剤性

唾液が多い	□内炎、歯肉炎、口腔粘膜疾患、三叉神経痛、神経症、消化器の異常	
□臭がある	口腔内の異常	舌苔、う歯、歯周病、歯槽膿漏、口内炎、悪性腫瘍
	呼吸器の異常	気管支炎、肺化膿症、肺結核、悪性腫瘍
	上部消化器の異常	食道狭窄、食道がん、慢性胃拡張症、幽門狭窄、胃酸分泌障害、慢性胃炎、悪性腫瘍
	鼻腔内の異常	慢性副鼻腔炎、慢性扁桃炎、臭鼻症
	その他	糖尿病、慢性肝炎、肝硬変

アセスメントからケアへ

» 口腔は食物を取り入れる部位である。口腔内に食物残渣があると口腔内細菌が増殖し、歯周病や口腔内の炎症、誤嚥性肺炎や全身疾患を引き起こす。とくに高齢者は誤嚥性肺炎などを起こし、死亡するケースもある。

» 副腎皮質ステロイド剤の内服や、糖尿病、免疫力の低下している状態、唾液量の減少、抗生物質の長期間の服用などにより、微生物間のバランスが崩れ、カンジダ菌が異常に増殖する状況が生まれることもある。口腔内の清潔状態をアセスメントし、清潔方法を指導する。

» 自分では口腔内の清潔が維持できない患者に対しては、口腔内の清掃を計画的に支援し、状況によっては抗真菌薬のうがい薬や塗り薬、ときに内服などの処方によって対応することが求められる。

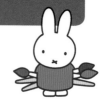

口腔ケア
アセスメント票

口腔ケアアセスメント票を用いて口腔機能や口腔内の状態、
口腔ケアへのリスクを把握し、患者のQOLの向上に役立てる。

口腔ケアアセスメント票

利用者氏名：	記入者：	実施年月日：

口 腔 機 能 評 価

食事中や食後のむせ	1　ない	2　あまりない	3　あり	
食事中や食後の痰のからみ	1　ない	2　あまりない	3　あり	
頸部聴診 （3ccの水嚥下後、聴診） ☆水嚥下禁止の場合は呼吸音聴取	1　清聴	2　残留音・複数回嚥下		
	3　むせ・呼吸切迫あり	4　清聴（☆）		
	5　弱い雑音あり（☆）	6　激しい雑音あり（☆）		
原始反射	□すぼめ反射	1　ない	2　あり	
	吸啜反射	1　ない	2　あり	
	咬反射	1　ない	2　あり	

口 腔 内 状 況

口腔衛生状態	プラークの付着状況	1　ほとんどない　　2　中程度 3　著しい			プラークの付着残留部位を図示 粘膜疾患疑いなど特記事項があれば記入
	義歯プラーク付着状況	1　ほとんどない　　2　中程度　　3　著しい			
	食渣の残留	1　ない　　2　中程度　　3　著しい			
	舌苔	1　ない　　2　薄い　　3　厚い			
	口腔乾燥	1　ない　　2　わずか　　3　著しい			
	口臭	1　ない　　2　弱い　　3　強い			
義歯の状況	上顎	1　総義歯　　2　部分床義歯　　3　義歯なし			
	下顎	1　総義歯　　2　部分床義歯　　3　義歯なし			
臼歯部での咬合	義歯なしの状態で	1　なし　　2　あり→□片側　　□両側			
	義歯ありの状態で	1　なし　　2　あり→□片側　　□両側			
歯科疾患	重度歯周病	1　なし　　2　あり			
	重度う蝕	1　なし　　2　あり			
歯式	8 7 6 5 4 3 2 1 ｜ 1 2 3 4 5 6 7 8 8 7 6 5 4 3 2 1 ｜ 1 2 3 4 5 6 7 8				

×：欠損歯　△：残根歯

口腔ケアの自立・口腔ケアに対する拒否	日常の口腔ケア	1　自立　　2　一部介助　　3　全介助				
	口腔ケアの拒否	1　ない　　2　時々ある　　3　いつもある				
	拒否の理由、症状	1　意識障害者　　2　くいしばり　　3　認知症 4　明確な意思による拒絶　　5　過敏様状態　　6　その他（　　）				
	他のケアに対する拒否	1　ない　　2　時々ある　　3　いつもある ※拒否のあるケアの内容 〔　　　　　　　　　　　　　　　　　　　　　　　　　　〕				
	口腔ケアの自発性	1　ない　　2　時々ある　　3　いつもある				
	義歯の着脱	1　できる　　2　できない・しない　　3　使用していない				
口腔ケアに対するリスク	経管栄養チューブ	1　ない　　2　ある→□胃ろう　□経鼻　□その他（　　）				
	座位保持	1　可能　　2　困難　　3　不可能				
	頸部可動性	1　十分　　2　不十分　　3　不可				
	開口保持	1　可能　　2　困難　　3　不可能				
	口腔内での水分保持	1　可能　　2　困難 3　不可能→□むせ　□飲んでしまう　□口から出る				
	含嗽（ブクブクうがい）	1　可能　　2　困難 3　不可能→□むせ　□飲んでしまう　□口から出る				
	その他特記事項	感染症→□なし　　□あり（　　　　　　　　　　　　　）				

出典／口腔ケアマネジメントの確立：平成21年度厚生労働科学研究費補助金長寿科学総合研究事業、2009

アセスメントからケアへ

» がん治療に欠かせない化学療法においては、副作用が多くみられる。なかでも、口腔内に生じる有害事象については、化学療法を受ける患者にかかわる看護師が理解を深める必要がある。

» 口腔粘膜の炎症に伴って、食事がとれなかったり、歯磨きなどの衛生が保たれずに菌交代現象による感染症を合併したりすることがあるので、とくに注意する。

» 化学療法中は副作用による口腔内乾燥がみられないか観察し、疼痛がある場合は食事前の鎮痛剤の使用、食品形態の工夫、潤滑剤や口腔粘膜保護剤の使用、口腔湿潤剤や低刺激性の歯磨き剤の使用を提案する。

6

口腔・消化・排泄に関連するアセスメント

口腔の視診

口唇、口腔内の状態、発声、舌の動きなどを観察し、異常の有無を確認する。

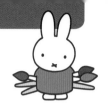

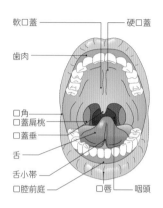

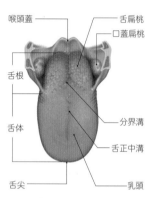

部位 （番号は手順）	観察方法	観察のポイント
①口唇	口を閉じてもらう	• 色素沈着、チアノーゼ、乾燥、亀裂、水疱、潰瘍、口角の亀裂
②口蓋・頬粘膜	口をゆるく開いてもらい、ペンライトで口腔内を照らす。頬粘膜は、舌圧子を用いて歯列から引き離して観察する	• 口臭 • 軟口蓋・硬口蓋の色、傷、腫瘤、潰瘍、白苔 • 頬粘膜の色、潰瘍、白板症、出血痕 • 耳下腺管開口部
③歯肉・歯	舌圧子で歯を叩きながら行う。歯の裏側はデンタルミラーを使って観察する	• 歯肉の色、歯との境界、出血、腫脹、潰瘍、白苔 • 歯の本数（32本）、色、表面、歯列、歯垢、歯石、う歯、ぐらつき

④咽頭	口を大きく開いてもらい、ペンライトで口腔内を照らす。咽頭部は「あー」と発声してもらい、舌圧子で舌を押し下げて観察する	• 口臭 • 咽頭・咽頭壁・扁桃の色、腫瘤、潰瘍、浮腫、白苔、滲出液、後鼻漏 • 扁桃の大きさ、左右対称性、口蓋垂の位置と発生に伴う動き
⑤舌・口腔底	舌をできるだけ出してもらう。舌の裏側は、舌を上あごにくっつけてもらう	• 舌の動き • 舌の左右対称性 • 舌表面の色、乳頭突起、正中溝、舌苔、白斑、潰瘍、腫瘤 • 舌の裏側の静脈、舌小体の大きさと位置 • 口腔底の腫瘤 • 顎下腺管開口部

アセスメントからケアへ

» 口腔内のアセスメントでは視診、聴診が重要になる。口腔内の痛みは歯周病だけでなく、がんが原因の場合もあるため、口腔底や歯肉、硬口蓋などの観察が重要となる。

» 総義歯の装着者では、歯肉と義歯が密着できているかを確認する。義歯のよし悪しは、身体のさまざまなところに影響するといわれている。何らかの原因で、歯肉がやせてきて、思うように咀嚼できない場合には、義歯を新しく作り直す必要もある。また、義歯は手入れが不適切で、傷つけると細菌が繁殖しやすい環境が生まれる。適切な義歯の取り扱いの指導が求められる。

» 総義歯になる前に日々の歯の手入れが重要である。厚生労働省と日本歯科医師会は「80歳になっても20本以上自分の歯を保とう」という「8020（ハチマルニイマル）運動」を実施している。

ROAG[*]

口腔ケアのアセスメントは、とくに入院患者のケア計画を立てる際に必須である。

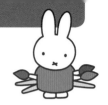

カテゴリー	1度	2度	3度
発声	正常	低いorかすれた	会話しづらいor痛い
嚥下	正常な嚥下	痛いor嚥下しにくい	嚥下不能
口唇	平滑で、ピンク色	乾燥or亀裂 and/or口角炎	潰瘍or出血
歯・義歯	きれい、食物残渣なし	1）部分的に歯垢や食物残渣 2）むし歯や義歯の損傷	全般的に歯垢や食物残渣
粘膜	ピンク色で、潤いあり	乾燥and/or赤、紫や白色への変化	著しい発赤or厚い白苔 出血の有無にかかわらず水疱や潰瘍
歯肉	ピンク色で引き締まっている	浮腫性and/or発赤	手で圧迫しても容易に出血
舌	ピンク色で、潤いがあり乳頭がある	乾燥、乳頭の消失、赤や白色への変化	非常に厚い白苔 水疱や潰瘍
唾液（口腔乾燥）	ミラーと粘膜との間に抵抗なし	抵抗が少し増すが、ミラーが粘膜にくっつきそうにはならない	抵抗があきらかに増し、ミラーが粘膜にくっつく、あるいはくっつきそうになる

出典／財団法人8020推進財団：入院患者に対するオーラルマネジメント、2008

アセスメントからケアへ

» 口腔ケアアセスメントは、虫歯や歯周病、口臭、口腔乾燥・口内炎・カンジダ症・誤嚥性肺炎などの可能性の診査が行われるが、最終的には食欲を増進させ、食事摂取の可能性につなげていくことを目的に行われる。

» 口腔ケアアセスメントにより、食事や栄養素の摂取方法が選択される。とくに高齢者などの顎部の筋力低下や歯の欠損がみられる場合は、口からの食物摂取が困難になり、点滴や中心静脈栄養法などが用いられる。なるべく口腔から食事が摂取できるよう、口腔のマッサージや嚥下機能のアセスメント、さらには訓練とあわせて対応する。

» 口腔から食物を摂取することが困難な患者では、いっそう口腔内の清潔を意識することが求められる。食物を摂取できない状況が続くと唾液分泌の低下が起こり、口腔内が乾燥する。

» 唾液には洗浄・殺菌作用があり、細菌の増殖を抑制する働きがある。また、唾液の分泌は口臭予防にもつながる。口腔内が潤っている状況をつくるためには、口腔ケアをしっかり行うことが大切である。

6

口腔・消化・排泄に関連するアセスメント

腹部の観察

腹部は口腔から始まる消化器官の主要な臓器が集中している部位である。観察によって異常を発見する。

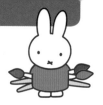

 腹部の観察ポイント ....

- 患者を仰臥位にし、膝を立てて腹筋をゆるめてもらう。
- 観察者は腹部を上から見たあと、患者の腹壁の高さに視線を合わせて横からも見る。
- 皮膚⇒色、発疹、腫脹、皮膚線条、静脈怒張などを見る。
- 腹部の左右対称性、蠕動、大動脈の拍動、膨隆を見る。
- 臍⇒位置（偏位）、大きさ、左右対称性、色、炎症、ヘルニアなどを見る。

腹壁の高さに視線を合わせると、上腹部の正中線上、またはそのやや左側に腹部大動脈の拍動がみられる

横から見る

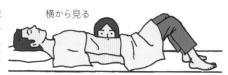

 腹部分画 ....

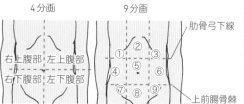

4分画	9分画	

右上腹部　左上腹部
右下腹部　左下腹部

肋骨弓下線

上前腸骨棘

①右季肋部
②心窩部
③左季肋部
④右側腹部
⑤臍部
⑥左側腹部
⑦右鼠径部
⑧恥骨上部
⑨左鼠径部

腹部の異常

メドゥーサの頭	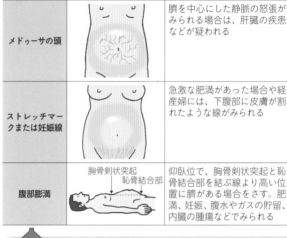	臍を中心にした静脈の怒張がみられる場合は、肝臓の疾患などが疑われる
ストレッチマークまたは妊娠線		急激な肥満があった場合や経産婦には、下腹部に皮膚が割れたような線がみられる
腹部膨満	胸骨剣状突起 恥骨結合部	仰臥位で、胸骨剣状突起と恥骨結合部を結ぶ線より高い位置に臍がある場合をさす。肥満、妊娠、腹水やガスの貯留、内臓の腫瘍などでみられる

 アセスメントからケアへ

» 腹部の診察は視診から始め、聴診→打診→触診へと進める。腹水貯留時や妊娠時の子宮底の確認などに触診、聴診などと併用して行う。

» 腹部膨満時は仰臥位の姿勢を維持するのが困難となる。腹部膨満が強い場合は横隔膜が挙上されるため呼吸困難をきたすこともある。安楽枕などを利用しながら、ファーラー位、起座位などがとれるように配慮し、本人にとって最も楽な体位を確認し、姿勢の工夫を図る。

» 腹水のために苦痛が強い場合には、腹水穿刺などの処置も行われる。

6

口腔・消化・排泄に関連するアセスメント

腸蠕動音の聴診

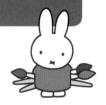

腸蠕動音は腹腔内全体に伝播するため、1カ所の聴診で聴くことができる。音の異常や無音により、疾患を疑う。

聴診の仕方

- 右下腹部（①）に聴診器の膜面をぴったりと当て、1分間聴取する。
- 蠕動音がまったく聴こえない場合は、そのほかの部位を②〜④の順に1分間ずつ聴取し、それでも無音の場合は、再度右下腹部（⑤）で1分間聴取する。
- ①〜⑤すべてで蠕動音が聴かれなかった場合を無音と判断する。

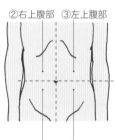

②右上腹部 ③左上腹部

①右下腹部 ④左下腹部
⑤再度、右下腹部

正常な腸蠕動音

- 低音で、4〜12回／分。
- 食後に高音で12回／分以上になることもある。

腸蠕動音の異常と関連するおもな疾患・病態

5分以上の無音（腸蠕動音消失）	イレウス、麻酔後、腹膜炎
高音で12回／分以上（腸蠕動音亢進）	下痢、腸閉塞
低音で1〜3回／分（腸蠕動音微弱）	便秘
高い金属音、または波のような強い音	腸閉塞

振水音の聴取

イレウス・腸閉塞があると、腸管内に貯留しているガスと液体の混在による振水音が聴かれる。聴診器を腹部に当て、両手で側腹部を強くゆすって聴取する。

水がはねるような
チャプンチャプンという
音が聴かれる

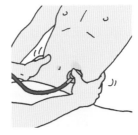

 アセスメントからケアへ

» 腸蠕動音の聴取は消化器系の病棟において、日常的に行われる診査である。疾患を踏まえて、消化・排泄機能に異常がないかの評価が行われる。

» 食事摂取困難者では、便の排泄状況も影響するため、食事・水分摂取状況の把握とともに腸蠕動音を聴取し、評価する。

» 手術後の麻酔からの覚醒状況に合わせ、イレウスに陥っていないかどうかの診査にも用いられる。排ガスの有無、手術後の排泄の有無と一緒に腸蠕動音を確認する。

» 臨床では腸蠕動音を腹鳴、グル音と呼ぶこともある。腸蠕動音のほか、聴診内容には腹大動脈および左右の腎動脈の血管音を聴取することもある。

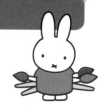

腹部の触診

腹部に症状がある場合や、観察によって腹部の膨満など
が認められた場合は、とくに注意して触診を行う。

 腹部全体の浅い触診 ....

- 患者を仰臥位にし、膝を立てて腹筋をゆるめてもらう。
- 指をそろえて腹部に当て、時計回りにまんべんなく軽く押す。
- 腹痛の症状がある場合は、その部位を最後に触診する。
- 圧痛や筋性防御*1、腫瘤の有無を確認する。

腹部の疾患と圧痛の関係 ....

虫垂炎	圧痛点は以下の2点が代表的 マックバーニー点：右上前腸骨棘と臍を結ぶ線の下から 　　　　　　　　1／3の点 ランツ点：左右の上前腸骨棘を結ぶ線の右1／3の点 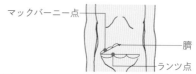
急性憩室炎	圧痛はS状結腸で起きる。虫垂炎に似た圧痛
卵管炎	圧痛は鼠径靱帯上で最強。しばしば両側に起きる
腹膜炎など	筋性防御が起きる

マックバーニー点

臍

ランツ点

＊1 炎症のある部位を圧迫したとき、反射的に腹筋が緊張して硬く触れること（板状硬化）。

腹部全体の深い触診

- 浅い触診の際に激しい圧痛や筋性防御がある場合、また腫瘍の存在があきらかな場合は行わない。
- 利き手の上にもう一方の手を重ねて腹部に当て、力を入れて時計回りにまんべんなく押す。
- 圧痛や筋性防御、腫瘤、反動痛*2の有無を確認する。

便塊の触診

- 下行結腸からS状結腸に向かって触診する。
- 左上前腸骨棘の横周辺に便塊が触れる場合は、S状結腸に便が貯留している。
- 便の性状により、触れ方は異なる。

 アセスメントからケアへ

» 腹部の触診は、腹痛や腹部膨満感などの症状がみられる場合に、炎症や腹水の有無、便の貯留やガスの充満を確認するために行われる。

» 妊婦検診では、触診の結果、週数に比して子宮底が高く、腹囲が異常に大きい場合は、巨大児・多胎・羊水過多などの可能性を疑い、反対の場合は、子宮内胎児発育遅延・羊水過少などを疑う。胎児の発育状況や腹水の状況は、触診とともに行う腹囲測定も資料となる。

» 触診時は患者の膝を曲げ、腹筋をゆるませ、リラックスを図る。

---

*2 ブルンベルグ徴候。腹壁をゆっくりと深く圧迫して、急に手を離すと、その部分により強い痛みを感じる現象。急性腹膜炎の診断に有用。

腹部の打診と
腹部膨満の特徴

腹部の膨満は原因によって特徴的な様相を呈する。さらに打
診音の聴き分けにより、異常の発見に役立てることができる。

 腹部の打診部位と打診のポイント

- 腹部の9分画に従って、時計回りにすべての部位をま
  んべんなく打診する。
- 鼓音と濁音を聴き分ける。

打診音の種類、特徴と腹部の状態

音の種類	音の特徴	聴かれる部位、または推測される腹部の状態
鼓音	太鼓を叩くよう な音。ポンポン と高く、大きく、 響く音	• 腹部消化管の機能が正常で、空気を十分 に含んでいるとき • 膀胱に尿が貯留していないとき • 濁音の部位と状態以外は、腹部では基本 的に鼓音が聴かれる
濁音	響きのない音。 短く、小さく、高 調な音	肝臓　胃　脾臓　便　膀胱 • 肝臓 • 脾臓 • 胃に固形または液体の内容物があるとき • 膀胱が充満しているとき • 大腸に便が貯留しているとき • 腹水、腫瘍があるとき

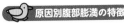

肥満による腹部膨満

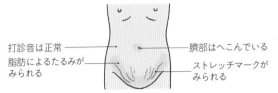

打診音は正常 ——

脂肪によるたるみが
みられる

—— 臍部はへこんでいる

—— ストレッチマークが
みられる

妊娠による腹部膨満

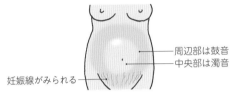

—— 周辺部は鼓音
—— 中央部は濁音

妊娠線がみられる ——

ガスによる腹部膨満

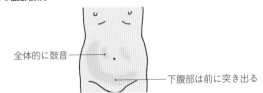

全体的に鼓音 ——

—— 下腹部は前に突き出る

腹水による腹部膨満

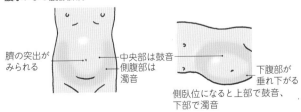

臍の突出が
みられる

—— 中央部は鼓音
側腹部は
濁音

下腹部が
垂れ下がる

側臥位になると上部で鼓音、
下部で濁音

6

口腔・消化・排泄に関連するアセスメント

腫瘍による腹部膨満

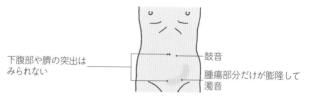

下腹部や臍の突出は
みられない

鼓音

腫瘍部分だけが膨隆して
濁音

アセスメントからケアへ

» 打診によって、腸管内ガスの貯留状況や肝臓や脾臓などの実質臓器の状況、塊状の糞便の確認、液体貯留状況を知る。なかでも看護師による打診は、消化管ガスの分布を把握する目的で行われることが多い。

» ガスの貯留が原因で上腹部痛を訴えている患者は、骨盤高位の姿勢にすると排ガスしやすくなる。

» 疾患によっては、腹痛、悪心、嘔吐などの症状を呈することもある。

» ガスの移動に伴って痛みが増強しているのか、それとも同じ箇所の痛みが続くのかなど、痛みの特徴をしっかりと把握する。

» 発熱が続いている場合は、何らかの炎症所見が予測され、触診や打診が適さない場合もある。X線検査、超音波検査などによる画像診断を行う。

» 苦痛時の検査には患者に付き添い、安全を確保するとともに、安楽な状況が提供できるよう支援する。

イレウス・腸閉塞の分類と特徴

イレウス・腸閉塞は同じような症状を呈していても、原因によって治療法は大きく異なる。早急な治療の必要なものを鑑別する。

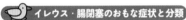 イレウス・腸閉塞のおもな症状と分類

おもな症状	分類		原因
• 腹部膨満感 • 腹痛（イレウスでは少ない） • 排便および排ガスの途絶 • 悪心・嘔吐 • 発熱 • 脱水 • 電解質異常	腸閉塞	閉塞性腸閉塞 （単純性腸閉塞）	先天性、消化管手術後の癒着、腫瘍や腸石・便などの異物による閉塞、炎症や外傷による狭窄などが原因で、腸管が血流障害を伴わずに通過障害を起こす
		絞扼性腸閉塞 （複雑性腸閉塞）	腹腔内癒着による腸閉塞、腸重積症、腸管軸捻転、ヘルニア嵌頓などを原因として、腸管が血流障害を起こし、通過が障害される
	イレウス	麻痺性イレウス	急性腹膜炎や急性膵炎、脊髄損傷、外傷、開腹術後、全身性感染症、尿毒症、薬物中毒などを原因とする腸管運動の麻痺による通過障害
		痙攣性イレウス	神経性、薬剤性、鉛中毒などを原因とする腸管の痙攣による通過障害

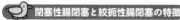
	閉塞性腸閉塞	絞扼性腸閉塞
腹痛	疝痛	強い圧痛。体動により増強する持続的な痛み。筋性防御や反動痛など腹膜刺激症状がみられる
発熱	なし	あり
嘔吐	なし	あり
腸雑音	亢進	亢進、進行すると消失
ショック	なし〜あり	進行すると頻脈、血圧低下などのショック症状が出現
腹水	なし〜あり	あり（多量の場合が多い）
血液検査	白血球数、赤血球数、ヘマトクリット値、BUNの上昇、電解質値異常	
処置	保存療法が第一選択	早急な診断と処置が必要

※アセスメントには腹部手術歴の確認を行う。また、診断には腹部単純X線検査が有用。腸閉塞の場合、腸管内のガス貯留と、鏡面像（ニボー像）が形成される。

 アセスメントからケアへ

» イレウスは腸管の器質的な原因がなく、腸管を支配する神経障害が起因して腸蠕動に問題が生じるもので、開腹手術後による腸管麻痺などがある。

» 腸閉塞は開腹手術後や腸管の炎症による癒着、腫瘍、炎症性病変による狭窄などがある。

» イレウス・腸閉塞が疑われるときは、手術の既往歴、病状発症の経過、呼吸、脈拍など全身状態の把握、腹部所見に加え、血液検査、腹部単純X線検査、造影剤を用いた検査が行われる。

排便の異常

排便の異常は、便秘と下痢に大別される。排便状況を
把握することで、原因となる疾患や病態を発見する。

正常な排便（成人）

- 回数：1～2回／日
- 量：100～250g／日　(食物繊維の摂取量により増減)
- 形状：半固形状で有形
- 色：黄褐色から黒褐色
- 排泄までの時間：摂食から24～48時間後。通常は72時間以内

便秘と下痢の随伴症状

便秘	腹部膨満感、下腹部の不快感、食欲不振、残便感、排便困難、腹痛
下痢	腹痛、脱水、食欲不振、肛門周囲の皮膚障害、低栄養、倦怠感、不安、ストレス

ブリストル便形状スケール

硬

1　木の実のようなコロコロした硬い便（兎糞便）　

2　短いソーセージ状の硬い便

3　表面にひび割れのあるソーセージ状の便

4　表面がなめらかで軟らかいソーセージ状、
　　あるいは蛇のようなとぐろを巻く便　　　　普通便

5　はっきりとした境界のある
　　軟らかい半固形の便（軟便）

6　境界がほぐれて、軟らかい粥状の便（泥状便）　

7　固まらない、水のような便（水様便）

軟

便の色調、形状と関連する疾患・病態 ‥‥‥‥‥‥‥‥

<table>
<tr><td rowspan="4">色調</td><td>灰白色</td><td>軟便：膵臓疾患、脂肪の消化不良
軟～普通便：肝炎、胆管結石、肝臓・胆嚢のがん
下痢：ロタウイルス感染</td></tr>
<tr><td>黒褐色（黒色）</td><td>小腸より上部消化器官の潰瘍・ポリープ・がん</td></tr>
<tr><td>赤色</td><td>便そのものが赤色：大腸炎、大腸ポリープ、大腸がん
便に血が付着：痔、直腸がん
下痢：赤痢、コレラ</td></tr>
<tr><td>緑色</td><td>泥状便：黄疸　　下痢：大腸・小腸の炎症、食中毒</td></tr>
<tr><td rowspan="2">形状</td><td>細い・平たい</td><td>大腸がん、直腸がん</td></tr>
<tr><td>小さな塊状</td><td>硬便：過敏性腸症候群</td></tr>
</table>

🏠 アセスメントからケアへ

» 感染が原因で下痢症状を呈している場合は、感染源である便の処理を適切に行う。隔離室内にトイレがない場合には、1カ所を専用トイレとして確保する必要がある。

» 便座や汚染が考えられるものの周囲は次亜塩素酸ナトリウムを用いた消毒による拭き取り清掃を行う。清掃時は適切に個人防護具（PPE）を装着し、汚染源に暴露しないようにする。また、感染者には、排泄後の手洗いを指導する。

» 感染症の種類によっては、激しい下痢のために、脱水を併発することもある。水分摂取の必要性についての理解が求められる。

» 小児など家庭で療養しなければならない状況においては、看病する家族に対し、水分摂取の必要性と吐物や排泄物の適切な取り扱いについて指導することで、家庭内における感染拡大を予防する。

便秘の分類と評価尺度

便秘は便通の回数や便量の減少、排便困難の状態をさし、
腹部膨満感、食欲不振、腹痛などの症状を伴う。

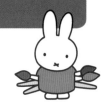

便秘の分類

分類			便の性状	おもな原因・誘因
機能性便秘	急性便秘		硬く、少量	食生活変化、水分不足、環境変化、運動不足、ストレス
	慢性便秘	弛緩性便秘	硬く、多量	食物繊維・食物不足、水分不足、運動不足、筋力低下や腸の運動の低下、老化、妊娠
		痙攣性便秘	硬く、小さい（兎糞状）。便秘と下痢を繰り返す場合もある	ストレス、過敏性大腸炎、大腸憩室炎、下剤の乱用
		直腸性便秘	硬く、大きい	痔核による排出障害、便意のがまん、下剤・浣腸の乱用による直腸排便反射の低下
	その他		硬く、多量	向精神薬などの薬剤性、自律神経失調症、脊髄損傷、脳血管障害による腸管運動の低下、長期臥床
器質性便秘	大腸狭窄による便秘		硬く、少量	先天性、大腸憩室炎、虚血性腸炎やクローン病後の瘢痕・狭窄、術後の癒着、外圧による大腸壁の圧迫
	大腸腫瘍による便秘		軟〜硬。粘血の付着がみられることもある	腫瘍の増殖による大腸の狭窄

日本語版便秘評価スケールLT（CAS-LT*）版 ・・・・・・・・・・・・・・

　便秘に伴う不快な症状を評価するためのスケール。過去1カ月における状況を評価尺度により採点する。便秘傾向が強いほど合計点が高くなり、合計5点以上を便秘傾向があると評価する。

質問項目	便秘評価尺度		
配点	0点	1点	2点
1　おなかの張った感じ	ない	少しある	とてもある
2　排ガス量	普通または多い	少ない	とても少ない
3　排便の回数	普通または多い	少ない	とても少ない
4　直腸に内容が充満している感じ	全然ない	少しある	とてもある
5　排便時の肛門の痛み	全然ない	少しある	とてもある
6　便の量	普通または多い	少ない	とても少ない
7　便の排泄状態	楽に出る	少し出にくい	とても出にくい
8　下痢様または水様便	ない	少しある	とてもある

出典／深井喜代子、杉田明子、田中美穂：日本語版便秘評価尺度の検討、看護研究28（3）、医学書院、1995、改変

 アセスメントからケアへ

» 便秘の要因は不規則な生活やストレス、食生活の偏りなどさまざまである。慢性便秘では、腹部膨満感や残便感などから下剤に頼る習慣がついている人が多い。とくに若い女性の場合、肥満予防のためのダイエットや小食により便そのものの量が減っていることがある。
» 排便習慣を確立するためには適度な運動を継続させ、腹筋や骨盤底筋群、腸腰筋を鍛えることが大切である。

下痢の分類

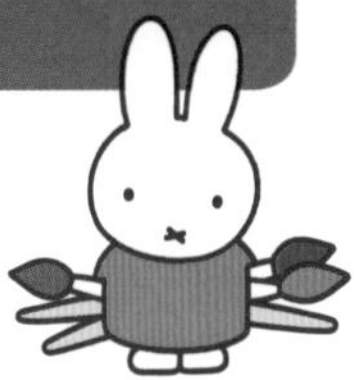

下痢は、腸蠕動の亢進、腸粘膜からの水分吸収障害、分泌亢進により生じる。感染性下痢との鑑別が重要。

※持続期間により3週間未満が急性下痢、3週間以上が慢性下痢

分類		おもな原因・誘因
急性下痢	感染性	細菌、ウイルス、寄生虫による
	その他	薬剤、毒物、アレルギー、神経性
慢性下痢	炎症性（滲出性）	炎症性腸疾患（クローン病、潰瘍性大腸炎）、感染性腸炎（サルモネラ腸炎、カンピロバクター腸炎、エルシニア腸炎、赤痢）、食物アレルギー、血管炎、膠原病
	分泌性	薬剤、下剤、細菌やウイルスの毒素（腸炎ビブリオ、ブドウ球菌、コレラ）、慢性アルコール摂取、ホルモン異常（甲状腺機能亢進症、ゾリンジャー・エリソン症候群、WDHA*症候群）、アジソン病
	浸透圧性	ラクトース不耐症、下剤、難消化性糖類、腸管切除による吸収面積の減少、膵機能不全
	脂肪性	吸収不良（慢性膵炎、肝硬変、胆石術後）
	その他	過敏性腸症候群による腸管運動の亢進、糖尿病による腸管運動の低下

アセスメントからケアへ

» 下痢は、おもに消化機能の異常により起こる症状である。便の性状が軟便か、泥状便か、水様便かの観察とともに、病状との関係性があるのか、食事の影響があるのか、それとも心因的な要素があるのかの検討が求められる。下痢便の排泄とともに、腹痛や嘔吐などを伴っているのかどうかの観察も重要である。

* watery diarrhea hypokalemia achlorhydria

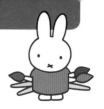

排泄

排尿の異常

尿は体内環境の変動に従って調節される。回数、量、色、性状などの変化をみることで疾患や病態の診断の手がかりとする。

正常な排尿（成人）

- 回数：昼間4〜6回、夜間0〜1回
- 量：700〜2,000mL／日
- 色：淡黄色〜黄褐色 (混濁なし)
- 尿比重：1.011〜1.030

尿の異常

尿量の異常	多尿	2,000mL／日以上	慢性腎不全、尿崩症、糖尿病など⇒頻尿になる
	乏尿	400mL／日以下	腎前性（循環血液量減少、腎血管閉塞など）
	無尿	100mL／日以下	腎性（尿細管障害、糸球体障害など）腎後性（腫瘍や結石による尿路閉塞、腎盂の障害など）
回数の異常	頻尿		尿量の増加（多尿）、膀胱容量の機能的減少（神経因性膀胱、前立腺疾患など）、膀胱容量の器質的減少（膀胱壁の病変、膀胱外からの圧迫など）、排尿筋の反射亢進（排尿中枢の制御障害、炎症など）、神経性頻尿など
濃度の異常	低張尿（希釈尿）	尿比重1.010以下、尿浸透圧約300mOsm／L以下	糖尿病による多量の水分摂取、高利尿ホルモンの分泌低下、急性・慢性腎不全、間質性腎炎など
	高張尿	尿比重1.030以上、尿浸透圧約1,000mOsm／L以上	乏尿、脱水、心不全、腎不全、ネフローゼ症候群、糖尿病など

148

性状の異常	乳び尿	白濁し、多量のタンパク質を含む	フィラリア糸状虫の感染、脂肪血症、ネフローゼ症候群など
	混濁尿	濁りや浮遊物がある	細菌感染、膀胱がん、腎不全、腎結石など
色の異常	赤色	赤血球尿（血尿）：腎炎、尿路感染、尿路結石、がんなど ヘモグロビン尿：自己免疫性溶血性貧血 ミオグロビン尿：運動性血尿、急性多発性筋炎、クラッシュシンドロームなど	
	濃い黄褐色	ビリルビン尿（緑色もある）：肝炎、肝硬変などの肝機能障害、胆道閉塞	
	暗褐色〜黒色	アルカプトン尿：アルカプトン尿症（遺伝性疾患の一種） メラニン尿：悪性黒色腫	
	緑色	薬剤性、緑膿菌による膀胱炎	

アセスメントからケアへ

» 尿量が少ない場合には、腎機能のデータはもちろん、下肢や眼瞼に浮腫がみられないか、疲労感などの自覚症状のほか、腎疾患や糖尿病などの既往歴を確認する。

» 血尿が確認されたときは、背部痛などの有無を確認し、検尿、X線検査、超音波検査などから情報を収集する。

» 排尿が始まってから終わるまで血尿がみられる場合は、尿管や膀胱での出血が考えられる。血液の混入が途中で途切れる場合は、尿道の出口から比較的近い部位からの出血が考えられる。

» 尿量や血尿以外にも放尿時の勢いなど、患者自身で観察できるようにかかわる。

» 尿の混濁や血尿などがみられるときは、尿量を増やし、尿の流れをよくするよう水分摂取をすすめることが多い。その場合も腎機能・心機能を把握し、かかわる必要がある。

尿失禁の分類

尿失禁は、一定量の尿を膀胱に保持することが困難になることにより起こる。原因を鑑別し、援助法を選択する。

分類	特徴	原因
溢流性尿失禁	• 膀胱内にたまりすぎた尿があふれて漏れる • 下腹部の張り、排尿困難がある • 勢いのない排尿、残尿感 • 膀胱の過伸展	• 前立腺肥大症（男性）、子宮後屈（女性）などによる尿道の狭窄 • 神経因性膀胱
切迫性尿失禁	• 尿意があってすぐに尿が漏れる • 膀胱の知覚異常、または排尿中枢からの抑制障害により起こる	• 運動性切迫性尿失禁：脳動脈硬化症、脳梗塞、脳腫瘍、脳内出血などによる • 知覚性切迫性尿失禁：膀胱炎、尿道炎、前立腺肥大症、膀胱がんなどによる
腹圧性尿失禁	• くしゃみや咳、立ち上がるなどの動作で膀胱に腹圧がかかり漏れる • 骨盤底筋群の筋力低下による • 中高年女性に多い	• 尿道括約筋の機能低下 • 出産による骨盤底筋群の損傷 • 前立腺術後の尿道括約筋の障害
反射性尿失禁	• 尿意がなく、大量に漏れる • 排尿中枢からの抑制障害により起こる	• 脊髄損傷、中枢神経疾患などによる
機能性尿失禁	• 排尿機能は正常 • 身体の機能障害によるADLの低下、意識障害や知能障害などによるコミュニケーション機能や認知機能の低下などにより、トイレに行けずに漏れる	• 脳性麻痺などによる • 脳梗塞などによる • 認知症などによる

その他 の尿失 禁	• 全尿失禁：手術などにより尿道括約筋が働かず、膀胱に尿が たまらずに腎臓からそのまま出てしまう • 尿道外尿失禁：先天的、あるいは外傷などにより、尿道が正 しい場所についていないために起こる • 心因性尿失禁：情緒障害やうつによる

腹圧性尿失禁の重症度 ・・・・・・・・・・・・・・・・・・・・・・・・・

第1段階	• 尿漏れは毎日でなく、大きなくしゃみや咳込みがあるときに 起こる • 漏れる量はあまり気にならない程度
第2段階	• 大きなくしゃみや咳込み、階段の上り下り、重い荷物を持 ち上げたときに漏れる • 毎日ではないが下着を換えるほどの量が漏れる、または量 は少ないが毎日尿漏れがある
第3段階	• 歩行など日常的な動作でも漏れる • 毎日、下着を換えるほどの量が漏れる
第4段階	• 毎日5回以上尿漏れがあり、尿パッドやおむつが必要な状態 • 身体を動かさなくても漏れる

アセスメントからケアへ

» 腹圧性尿失禁は、加齢とともに、日常生活において重
い荷物を持ち上げたり、くしゃみをしたりして腹圧が
加わったときにみられる。腹筋や骨盤底筋群を鍛える
ために、腹式呼吸を取り入れ、胃部・腹部を膨らます
運動や、肛門と腟をキュッと締めることで尿道を締め
る運動を指導する。運動が負担にならないよう、患者
の年齢や生活スタイル、尿漏れの状況に合わせ、乗り
物に乗っているとき、家で横になっているとき、いすに
腰かけているときなど、手軽にできる方法を指導する。

国際前立腺症状スコア（IPSS*）

前立腺肥大症の症状7項目について、自覚症状を6段階に点数化して評価し、診断と治療に用いる。

正常な排尿（成人）

過去1カ月間に	まったくない	5回に1回より少ない	2回に1回より少ない	2回に1回くらい	2回に1回より多い	ほとんどいつも	点数
1. 排尿後にまだ尿が残っている感じがありましたか	0	1	2	3	4	5	
2. 排尿後2時間以内に、もう一度排尿しなければならないことがありましたか	0	1	2	3	4	5	
3. 排尿途中に尿が何度もとぎれることがありましたか	0	1	2	3	4	5	
4. 排尿をがまんするのがむずかしいことがありましたか	0	1	2	3	4	5	
5. 尿の勢いが弱いことがありましたか	0	1	2	3	4	5	
6. 排尿の開始時にいきむ必要がありましたか	0	1	2	3	4	5	
7. 就寝から起床までに、普通何回排尿のために起きましたか	0回	1回	2回	3回	4回	5回	
	0	1	2	3	4	5	

※0〜8点＝軽症　9〜19点＝中等度　20点以上＝重症　　　合計 ［　　］点

 アセスメントからケアへ

» 前立腺肥大症では、尿閉や頻尿による不眠がみられる。

» スコアによる判定とともに、直腸診、膀胱尿道造影検査、超音波検査、尿流量測定、残尿測定などが行われる。

* international prostate symptom score　米国泌尿器科学会で提唱され、国際的に統一された評価法。

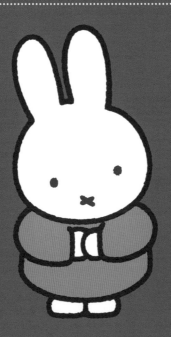

第 **7** 章

神経・感覚に
関連するアセスメント

神経

神経系と感覚の分類

神経系の構造を知り、アセスメント時にどの部分の感覚が障害
されているかを判断する指標とする。

 神経系の分類 . . . .

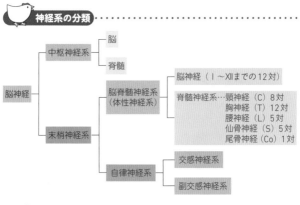

感覚の分類 . . . .

神経系の分類:

- 脳神経
  - 中枢神経系
    - 脳
    - 脊髄
  - 末梢神経系
    - 脳脊髄神経系〈体性神経系〉
      - 脳神経（Ⅰ～Ⅻまでの12対）
      - 脊髄神経系…頸神経（C）8対
        胸神経（T）12対
        腰神経（L）5対
        仙骨神経（S）5対
        尾骨神経（Co）1対
    - 自律神経系
      - 交感神経系
      - 副交感神経系

感覚の分類:

- 感覚
  - 特殊感覚：視覚、聴覚（平衡覚）、味覚、嗅覚
  - 体性感覚（特殊感覚以外）：表在感覚（触覚、痛覚、温度覚）、
    深部感覚（振動覚、位置覚）、複合感覚など

神経・感覚の視診

神経・感覚の異常は、患者の状態を観察することで気づくことが多い。

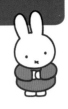

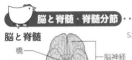

脳と脊髄・脊髄分節

脳と脊髄

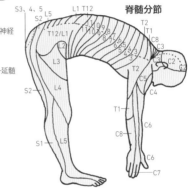

脳神経
橋
小脳
頸神経
延髄
脊髄
胸神経
腰神経
仙骨神経
馬尾
尾骨神経

脊髄分節

神経・感覚に関連する視診のポイント

- 姿勢と動作：姿勢の歪みの有無、上下肢の位置と左右の対称性、動き方（スムーズか）、麻痺や不随意運動の有無、拘縮や筋萎縮の有無
- 表情：歪みの有無、眼瞼や口角の下垂の有無
- 会話：発語は正常・明確か、受け答えは正常か
- 意識状態：明瞭か

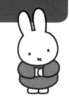

脳神経の機能と検査法

嗅覚、視覚、聴覚、味覚などの感覚器系の異常と、眼球や顔面の運動の異常について調べる。

※神経の種類：感 感覚神経　運 運動神経　自 自律神経

神経名	機能	検査法
I 嗅神経 感	嗅覚	• 強いにおい（非刺激性）をかいでもらう
II 視神経 感	視覚	• 視力、視野、眼底、対光反射を調べる
III 動眼神経 運 自	開眼、眼球運動、瞳孔の収縮、水晶体の厚みの調節	• ペンライトで光を当て、眼球と瞳孔を調べる
IV 滑車神経 運	眼球運動	• 動く目標物を眼で追ってもらう
V 三叉神経 感 運	角膜・鼻粘膜・顔面の触覚と温痛覚、咀嚼筋の運動	• 触覚と温痛覚は触れて調べる • 咀嚼は口を開き、下顎を左右に動かしてもらう
VI 外転神経 運	眼球運動	• 左右の眼球を正中線より外側に動かしてもらう
VII 顔面神経 感 運 自	表情筋、味覚（舌前2／3から）、涙と唾液の分泌	• 微笑む、口を開けるなど表情筋を動かしてもらう • 味覚はそれぞれの味のある物質で調べる
VIII 内耳神経 感	平衡覚、加速度感覚、聴覚	• 平衡覚は直線上を歩いてもらう • 聴覚は音叉で気伝導や骨伝導を調べる
IX 舌咽神経 感 運 自	咽頭・中耳道の知覚、味覚（舌後1／3から）、唾液の分泌、嚥下、発声	• 知覚は舌圧子で軟口蓋に触れる。嚥下はものを飲み込んだり発声したりしたときの口蓋と口蓋垂の動きをみる • 声のかすれの有無をみる
X 迷走神経 感 運 自	外耳道の知覚、嚥下、発声、構音、内臓運動の抑制と亢進	• 舌咽神経と同じ

| XI | 副神経
運 | 乳鎖突筋・僧帽筋に
よる首、肩の運動 | • 頭部を左右に振ってもらう
• 肩を拳上してもらう |
| XII | 舌下神経
運 | 舌の存在感覚や運動 | • 舌を動かしてもらい、筋力や動き
方をみる |

 アセスメントからケアへ

» 脳神経は脳底部から12対出て、それぞれの神経によっ
て知覚性ないし感覚性、また運動性や混合性の機能を
持つ。脊髄神経は脊髄の両側から前・後根が椎間板で
合して31対あり、運動性と知覚性の混合性である。

» 脳の疾患による症状は、頭痛、上下肢の麻痺、歩行や言
語障害、眩暈、顔面の疼痛や麻痺、耳鳴りなど、多岐に
わたる。頭痛のなかで、脳動脈瘤の破裂が原因で起こる
くも膜下出血は命にかかわる危険な疾患である。突然の
激しい頭痛は、早急に脳神経外科の受診が求められる。

» 上下肢の麻痺に対しては、麻痺の前兆を見逃さないこ
とが重要である。前兆は一過性脱力発作といわれる症
状で、数十秒から数分間手足に力が入らなくなる。そ
のため、歩行ができなくなったり、箸などを手から落
としたりする症状が起こる。右手足の麻痺に言語障害
がみられるときは左の大脳半球に病変が起こっている
ことを意味する。症状観察後は早期治療につなげる必
要がある。

» 言語障害は脳の言語中枢の障害、眩暈は貧血や脳梗
塞・小脳の障害にみられるため、検査で区別する必要
がある。

反射の検査

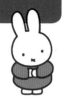

反射が消失、減少、あるいは亢進した場合を反射異常
という。また、通常はみられない反射を病的反射という。

 反射の評価の記述法 ・・・・・・・・・・・・・・・・・・・・・・・・・・・・・・・

－ または 0	消失（まったく反応がない）⇒反射異常
±	減少（軽度の反応あり）⇒反射異常
＋	正常
＋＋	やや亢進 ⇒反射異常
＋＋＋	亢進 ⇒反射異常
＋＋＋＋	異常な亢進 ⇒反射異常

 深部腱反射の検査 ・・・・・・・・・・・・・・・・・・・・・・・・・・・・・・・・・

※正確な反応を得るためには、被検者をリラックスさせることが必要。

	検査法	評価
上腕二頭筋反射（反射中枢C5、6）	①座位の被検者の肘関節を軽く屈曲させ、上腕二頭筋腱に検者の母指を当てる②ハンマーの鋭端部で検者の母指を叩く③左右で行う	正常：適度に肘関節が屈曲する。左右であきらかな差はない反射異常：反射は消失（減少）、または亢進する。あきらかな左右差がある（反射異常は以下すべて同様）
上腕三頭筋反射（反射中枢C6～8）	①座位の被検者の肘関節を自然に屈曲させ、肘から3横指上部をハンマーの鈍端部で叩く②左右で行う	上腕二頭筋と同様

膝蓋腱反射 （大腿四頭 筋反射） （反射中枢 L4）	①被検者に足底が床につかないように腰かけてもらう。臥床者の場合は、膝窩に手を入れて検足を浮かせる ②膝蓋の真下をハンマーの鈍端部で叩く ③左右で行う		正常：足をけり上げるような動きがある。左右であきらかな差はない
アキレス腱 反射 （下腿三頭 筋反射） （反射中枢 S1）	①検者は被検者の足を、足関節90度を保つように支え、ハンマーの鈍端部でアキレス腱部を叩く ②左右で行う		正常：足が足底に向けて底屈する。左右であきらかな差はない

 反射増強法

　膝蓋腱反射やアキレス腱反射が出にくい場合は、反射増強法を用いる。下肢をハンマーで叩く瞬間に、被検者に身体の前で組んだ手を左右に引いてもらう。反射部位に意識が集中して力が入ってしまうのを防ぐことができる。

表在反射の検査 ・・・・・・・・・・・・・・・・・・・・・・・・・・・・・・・・・・・・

	検査法		評価
腹壁反射 （反射中枢 T6〜12）	①臥床した被検者の両膝を立て、腹部を露出する ②ハンマーの柄の部分で上腹部、下腹部を外側から臍に向かってなでる ③左右で行う		正常：腹筋の収縮がみられ、臍が刺激された側に動くのがみられる（腹部の緊張、肥満などで正常でも反射がみられないこともある）

病的反射の検査 ・・・・・・・・・・・・・・・・・・・・・・・・・・・・・・・

	検査法	評価
バビンスキー反射（伸展性足底反射）（反射中枢 L5、S1）	①被検者は仰臥位とする ②被検者の足底の外側を、ハンマーの柄などで踵部から母趾球に向かってゆっくりとなぞる ③左右で行う  陽性	正常：足趾が足底に向けて屈曲する 病的反射：母趾が背屈し、ほかの4指は開く（バビンスキー徴候陽性。ただし、生後1年では陽性が正常）
ホフマン反射（トレムナー反射）（反射中枢 C6〜T1）	①被検者の中指の末節を検者の指ではさみ、検者の母指で被検者の爪を掌側にはじく 検者	病的反射：被検者の母指が内転・屈曲すれば陽性とするが、両側で起きた場合は問題なく、一側のみの場合に病的反射とする

 アセスメントからケアへ

» 反射は、特定の部位に刺激を与えたときに起こる不随意の運動で、正常な生理的反射と病的な反射がある。健常者でも、左右対称性に反射の消失、あるいは軽い亢進がみられることがある。左右対称性で、高度な亢進がある場合は異常である。乳児期における姿勢反射の推移は中枢神経系の発達状態や損傷状態を推測できるため、乳児診察、発育診断の臨床に広く応用されている。

» 腱反射は腱を叩くことによって起こる反応をみる。臨床的に脊髄とその上位中枢、神経、筋の働きを調べるのに応用される。腱反射の減弱は、末梢神経、脊髄後根、脊髄前角、神経伝達部および筋の障害を意味する。腱反射の亢進は、中枢神経錐体路障害を示唆する。

神経

体性感覚の検査

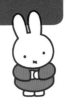

体性感覚は、脊髄分節に従って、頸神経（C1〜8）、胸神経（T1〜12）、腰神経（L1〜5）、仙骨神経（S1〜5）に、支配領域が定まっている。

体性感覚の検査部位 ・・・・・・・・・・・・・・・・・・・・・・・・・・・・・

表在感覚　　　　　　　深部感覚

 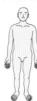

表在感覚の検査 ・・・・・・・・・・・・・・・・・・・・・・・・・・・・・・・・・・・・

	検査法	評価
触覚	①被検者に目を閉じてもらい、刷毛や筆など柔らかく感じるもので、検査部位の皮膚に触れる ②左右で行う	正常：触れたことを感じ、左右で差がない 感覚異常：触れたことを感じない。服の上から触れられているように感じる
痛覚	①被検者に目を閉じてもらい、ルーレット知覚計や安全ピンの先など尖ったもので、検査部位の皮膚に軽く触れる ②左右で行う	正常：痛みを感じ、左右で差がない 感覚異常：痛みを感じない。感じ方が鈍い
温度覚	①被検者に目を閉じてもらい、冷水（5℃）を入れた試験管と、湯（40〜50℃）を入れた試験管のどちらかを、検査部位の皮膚に当てる ②左右で行う	正常：冷たいか、温かいかがわかり、左右で差がない 感覚異常：温度差がわからない

7

神経・感覚に関連するアセスメント

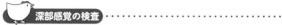

深部感覚の検査

	検査法	評価
振動覚	①被検者に目を閉じてもらい、振動させた音叉を、検査部位の骨隆突起に当てる ②振動を感じるかたずね、次に振動を止めて停止がわかるかたずねる ③左右で行う	正常：振動を感じ、停止がわかる。左右で差がない
位置覚	①被検者に目を閉じてもらい、手の中指を上下どちらかに動かす ②上下どちらに動かしたかたずねる ③左右で行う ④足趾でも同様に行う	正常：上下どちらに動かされたかわかる。左右で差がない
ロンベルグ試験	①被検者に立位をとってもらい、身体の安定、動揺の有無を観察する ②被検者に立位のまま20〜30秒間目を閉じてもらい、身体の安定、動揺の有無を観察する	正常：動揺がない 感覚異常：目を閉じると動揺がある。または目が開いていても動揺がある

複合感覚の検査

	検査法	評価
立体認知	手で握ってそれとわかるもの（消しゴム、クリップ、コイン、輪ゴムなど）を用いる ①被検者に目を閉じてもらい、左右の掌に違うものを握らせる ②握ったものが何かをたずねる	正常：握ったものがわかる
書画感覚	①被検者に目を閉じてもらい、掌に指先などで被検者にわかるように文字（数やひらがな）を書く ②何を書いたかたずねる ③左右で別の文字を書く 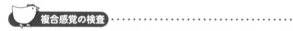	正常：書かれた文字がわかる

2点 識別覚	綿棒など細い棒を2本用いる ①被検者に目を閉じてもらい、指先、手掌、前腕、大腿などに、2本で同時に触れる ②被検者に、触れたのは1本か、2本かをたずねる ③2本で同時に触れる間隔を短くしていき、2点が識別できる最短の間隔を計測する ④どの部位も左右で行う 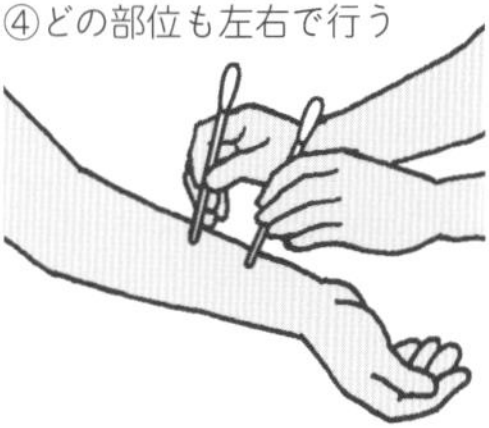 2点識別の最短間隔の基準値 指先：3mm 手掌：8～10mm 前腕：40mm 胸：40mm 背部：40～70mm 上腕・大腿：75mm	正常：2点で触れていることがわかり、最短の間隔は基準値の範囲内

アセスメントからケアへ

- 体性感覚は目・耳・鼻・舌などの感覚器以外で感知する感覚で、触覚・痛覚・温度覚による皮膚感覚がある。
- 体性感覚の中枢は、大脳皮質の中心溝の後ろ側の一帯にある体性感覚野である。頭部の体性感覚は脳神経の三叉神経が、手や足部・体幹の感覚は脊髄神経の知覚神経が関与する。また身体の左側の情報は右の大脳皮質、右側の情報は左の大脳皮質に送られる。
- 痛覚や温度覚が低下していると、打撲や熱傷などに気づかずに重篤な状態を引き起こすこともある。体性感覚に異常がある人は、洗面や入浴時には注意が必要である。
- 深部感覚には運動感覚、位置感覚、振動感覚、重量感覚、抵抗感覚などが含まれる。

小脳機能の検査

小脳は運動をコントロールし、バランスをとる働きをしている。身体の各部を随意的に動かしてみることで機能を検査する。

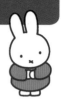

	検査法	評価
指鼻試験	①被検者に左右の示指で交互に自分の鼻に触れてもらう。一方の示指が鼻に触れているときは、他方の腕はまっすぐに横に伸ばす ②徐々にスピードを上げて繰り返す ③同じ動きを目を閉じて行ってもらう	正常：正確に素早くできる。ふるえがない。目を閉じても同様にできる
	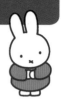	
指指試験	被検者と検者は、指が触れる距離で向き合う ①検者は示指を素早く動かして止め、被検者は検者の示指に、なるべく早く自分の示指で触れる ②徐々にスピードを上げてこれを繰り返す ③左右で行う	正常：正確に素早く、指に触れることができる。ふるえ、左右差がない
拮抗反復運動	①被検者に片手の手掌を下に向けてグーを、もう一方の手掌を上に向けてパーをつくってもらう ②前腕を回外、回内しながら、左右の手でグーとパーを交互につくる ③徐々にスピードを上げてこれを繰り返す	正常：正確に素早く、グーとパーを繰り返すことができ、左右であきらかな差がない
指先の動き	①片手の母指に、同じ手の示指、中指、環指、小指で順に触れる ②徐々にスピードを上げてこれを繰り返す ③左右で行う	正常：正確に素早く、行うことができる。ふるえ、左右差がない

手指足趾試験	①検者は仰臥位の被検者の足側に立ち、示指を出して被検者に片足の母趾で触れてもらう ②検者の動かす示指を被検者は母趾で追い、触れる。これを繰り返す ③左右で行う	正常：正確に素早く、行うことができる。ふるえ、左右差がない
踵脛試験	①被検者に仰臥位になってもらい、片方の踵をもう一方の膝にのせてもらう ②脛に沿って、踵を足首まで下降させ、足首に到達したら膝まで戻す ③左右で行う	正常：左右とも脛に沿って、はずれることなく下降させ、もとに戻すことができる
8の字試験	①被検者に仰臥位になってもらい、足で空中に8の字を書いてもらう ②左右で行う	正常：左右とも、スムーズに8の字が書ける

🏠 アセスメントからケアへ

» 小脳疾患には、先天性、遺伝性、後天性によるさまざまな疾病や障害がある。症状は、異なる筋肉の協調障害による運動失調が特徴的である。歩行しにくくなる、姿勢保持がむずかしくなる、身体が倒れたり傾いたりする、手足が意図通りに動かせない、ろれつが回らないなどの小脳失調症状や、手のふるえ、眩暈、発汗障害、睡眠時無呼吸などの自律神経障害などがみられる。

» 診断は臨床的に行い、画像検査、ときには遺伝子検査も用いられる。

» 症状の程度を適切にアセスメントし、日常生活面において、どの程度の支障がみられるのか、さらには、転倒などのリスクを分析し、ケアにつなげる。

視野検査と視野異常

視野は眼球の位置を固定して見える範囲をさす。視野が狭くなったり欠けたりした状態を視野異常という。

正常両眼視野

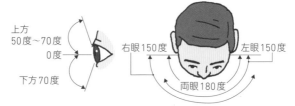

上方
50度〜70度

0度

下方70度

右眼150度

左眼150度

両眼180度

視野検査（対座法）の方法

①被検者と検者は60cm離れて向かい合って座る（両者の目の高さが同じになるようにする）。
②被検者は片方の目を手で覆い、検者は反対側の目を手で覆う（向かい合っているので同側）。

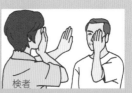

検者

• 静視野の検査
①被検者に検者の目を注視してもらい、検者は片手を周辺から中央に向かって動かし、見えたら知らせてもらう。
②検者の見える範囲と比較して、おおまかに被検者の視野を推定する。

• 動視野の検査
被検者に頭を動かさずに目だけを動かし、見える範囲を知らせてもらう。
※動視野は静視野より、左右15度、上下10度ほど範囲が広い。

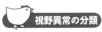 視野異常の分類

視野異常			原因と関連するおもな疾患・病態
求心性狭窄			緑内障末期、網膜色素変性症、解離性障害（ヒステリー）
半盲狭窄	同側（同名）半盲		視交叉より後方の視路障害、脳梗塞
	異側半盲	両耳側半盲	視交叉部の病変による下方からの圧迫（髄膜腫、頭蓋咽頭腫、下垂体腫瘍など）
		両鼻側半盲	視交叉の側方からの圧迫（内頸動脈の動脈硬化、動脈瘤など）
	上下半盲		緑内障、虚血性視神経症、網膜中心静脈分枝閉塞症
暗点	中心暗点		加齢黄斑変性症、視神経炎、中心性漿液性網脈絡膜症、多発性硬化症
	傍中心暗点		緑内障初期
	孤立暗点		網膜剥離、緑内障、網脈絡膜腫瘍

 アセスメントからケアへ

» 視野の異常を確認することで、緑内障をはじめ、多くの目の疾患がわかる。視野検査と眼底検査によって、緑内障の重症度や進行の度合いが判定される。

» 視野の検査は、網膜や視神経の疾患、また脳腫瘍の発見にも有効である。

» 視野検査では、注意力低下や目の疲れを訴える場合には、光が見にくくなることもある。そのときは検査を途中で中断することも大事である。

» 脳疾患が疑われる場合は、頭部CT検査や頭部MRI検査などの精密検査が必要になる。

7

神経・感覚に関連するアセスメント

167

眼球位置の異常

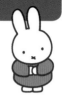

眼球の偏位には、脳神経麻痺によるものと非麻痺性のものがある。眼筋の異常か、疾患があるのかを調べる。

斜視の分類

| 斜視 | 両眼の視線が同じ目標物に向かず、片方の視線が目標物とは別の方向に向いている状態 | 共同性斜視（非麻痺性）：眼球運動に制限がなく、眼の向く方向によって斜視の向きや量に差がない |
| | | 非共同性斜視（麻痺性）：眼球運動に制限があり、眼の向く方向によって斜視の向きや量が変わる |

カバー・アンカバーテスト

①被検者に遠くを注視してもらう。
②被検者の瞳孔が大きくなったところで片眼をカードなどでカバーし、カバーしていないほうの眼球の位置、動きをみる。
③カバーをはずし、直後のその眼球の動きをみる。
④両眼で行う。
正常：カバーしたときに、反対側の眼球は動かない。カバーをはずしたとき、その眼球は動かない。

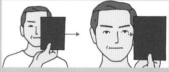

眼球の偏位（ずれの方向による分類）

内斜視		外斜視	
上斜視		下斜視	

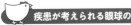

共同偏視		両眼が同じ方向をにらむように強く偏位している ⇒大脳皮質から脳幹の間の障害。最も多い被殻出血などの脳幹側の病変の場合は、障害側と同側へ偏位する。前頭葉などの大脳側の病変の場合は反対側に偏位する
下方共同偏視 （鼻先凝視）		両眼が下方あるいは内側下方を向いている ⇒視床、視床下部領域における障害
斜偏視		片眼は内側下方、もう一方は外側上方を向いている ⇒内側下方を向いた側の橋腕の障害 （斜偏視は、左右眼球の上下のずれを意味する場合もある）
周期性垂直性 眼球運動	眼球が周期的に上下に同時に動く（7〜12回／分） ⇒小脳（橋）出血による症状。意識障害時にみられる	

7
神経・感覚に関連するアセスメント

アセスメントからケアへ

» 子どもによくみられる斜視の多くは、幼児期に両眼視機能が発達する過程で、神経などの障害が原因で起こる。

» 一方が極端な近視や遠視の場合は、左右の視力に大きな差があるために斜視になることもある。弱視の発生を防ぐためにも、早期治療が求められる。

» 斜視の手術は一般に外眼筋を調節する方法がとられる。遠視が原因の斜視は眼鏡による調整が行われる。

» 斜視とともに、ものが二重に見える場合は、脳血管の問題や脳腫瘍を疑うこともある。眼科受診とともに、血液検査やMRI検査などが検討される。

瞳孔の検査

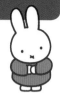

瞳孔の大きさや瞳孔反射の異常は、重篤な症状を示す
場合が多い。

瞳孔の大きさの視診 ・・・・・・・・・・・・・・・・・・・・・・・・・・・・・・

瞳孔に光を当てない状態で、瞳孔
スケールを用いて左右の瞳孔の大
きさを計測し、形を観察する

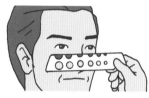

瞳孔の正常な大きさと注意すべき状態 ・・・・・・・・・・・・・・・・・

瞳孔の状態		関連するおもな疾患・病態
正常	直径3〜5mmの円形。左右対称（左右差0.25mm以下は正常）	
瞳孔不同（アニソコリア）	左右の瞳孔の大きさが違う	脳ヘルニア
縮瞳	瞳孔の大きさが直径3mmより小さい	虹彩炎、頸部交感神経麻痺、神経梅毒、脳ヘルニア初期、モルヒネ与薬
ピンホール	瞳孔の大きさが直径1mm以下	橋出血、薬物性、モルヒネ与薬、ヘロイン中毒
散瞳	瞳孔の大きさが直径5mmより大きい	高度の視力障害、失明、動眼神経麻痺、脳ヘルニア初期、重度の低酸素状態、アドレナリン・アトロピン投薬、死期が近いときの昏睡、コカイン中毒

瞳孔反射の確認 ‥‥‥‥‥‥‥‥‥

①直接対光反射
側方から片眼に光を当て、瞳孔の変化を観察する

②共感性対光反射
もう一度①と同じ側の眼に光を当て、反対側の眼を観察する

両眼とも行う

正常	光が当たった瞳孔は収縮する。同時に光を当てていないほうの瞳孔も収縮する
異常	対光反射がない　⇒髄膜炎、脳腫瘍、脳ヘルニア、慢性アルコール依存、ショックなどによる

アセスメントからケアへ

» 眼底検査では、眼底の血管や網膜、視神経などの状態を調べる。緑内障の発見において優れた検査方法のひとつである。緑内障は進行前の発見と、適切な治療を必要とする。また、動脈硬化のような状況も発見することができ、糖尿病患者では必要な検査である。

» 検査では瞳孔を開くために散瞳薬を使用する。検査自体は数分で終了するが、検査後も使用した散瞳薬の影響で、まぶしかったり、ものがかすんで見えたりするため、高齢者は転倒に注意し、誘導する必要がある。また、車の運転や危険な作業を控えることも説明する。

» 副作用としては、吐き気、頭痛、動悸、発汗などの全身症状が出る人もいる。高血圧や心臓病、糖尿病などのある人は注意する必要がある。

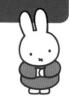

難聴の分類と聴力検査

難聴は障害される部位によって伝音性と感音性に分かれる。それぞれの特徴を理解する。

 耳の構造

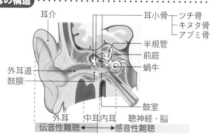

耳介
外耳道
鼓膜
耳小骨 ─ツチ骨
 ─キヌタ骨
 ─アブミ骨
半規管
前庭
蝸牛
鼓室
聴神経・脳

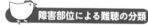

外耳　中耳内耳　聴神経・脳
伝音性難聴◀━━━▶感音性難聴

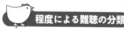 **障害部位による難聴の分類**

	障害部位	関連するおもな疾患・病態
伝音性難聴	外耳から中耳伝音系	耳垢閉塞、外耳道狭窄・閉鎖、耳管狭窄、中耳奇形、中耳炎、鼓膜外傷
感音性難聴	蝸牛から中枢側	突発性難聴、内耳炎、メニエール病、老人性難聴、音響外傷、聴神経腫瘍、脳腫瘍、頭部外傷、先天性、薬物性
混合性難聴	伝音性と感音性の両方の障害	中耳炎、中耳炎性内耳炎、耳硬化症の重症化

程度による難聴の分類

	オージオグラム	特徴
軽度難聴	30dBまで	ささやき声、小声の会話は聞き取りにくい
中等度難聴	30〜60dB	聞き返しや聞き間違いはあるが、会話は可能
高度難聴	60〜90dB	耳元で、大声でゆっくりでないと聞き取れない
聾	90dB以上	補聴器を使用しても会話は不可能

聴力検査 ・・・・・・・・・・・・・・・・・・・・・・・・・・・・・・・・

	検査法	評価
ささやき声テスト	①検者は被検者から斜め後方に30cm離れて立ち、短い言葉をささやく。あるいは5cm後方から時計の秒針の音を出す②音が聞こえるかたずねる③左右で行い、左右差をみる	正常：ささやき声、秒針の音が聞こえる。左右で差がない
ウェーバーテスト	①検者は音叉で振動を起こし、被検者の頭頂部に置く②左右で聞こえ方の違いがあるか確認する	正常：左右で差がない両側性難聴：両側とも聞き取れない伝音性難聴：患側で強く聞こえる感音性難聴：患側は弱く聞こえるか、聞こえない
リンネテスト	①検者は音叉で振動を起こし、被検者の乳様突起に当て、音が聞こえなくなるまでの時間を計る（骨伝導BC）②続けて音叉をそのまま被検者の耳元に持っていき、音が聞こえなくなるまでの時間を計る（気伝導AC）	正常または感音性難聴：ACはBCの2倍長く聞こえる異常：ACとBCが同じ長さ、またはBCしか聞こえない伝導性難聴：BCが長く聞こえる

アセスメントからケアへ

» 高齢者の難聴は感音性難聴であることが多く、内耳から
聴覚中枢の間で異常が起こると生じる難聴といわれてい
る。原因は老化によって聴覚にかかわる細胞が減少する
ことにある。進行すると補聴器が必要になる人もいる。

» 障害が起こるのは高音域であり、人との会話の面で不
便が生じるため、話をするときは少し低めの声で、ゆっ
くり、はっきりと話す必要がある。

7

神経・感覚に関連するアセスメント

173

運動麻痺の分類と試験

バレー徴候の試験は、一側上下肢の軽い麻痺（不全麻痺）の診断に有効である。

🐤 **運動麻痺の分類** ‥‥‥‥‥‥‥‥‥‥‥‥‥‥‥‥‥

程度による分類	完全麻痺	随意運動の完全消失
	不全（不完全）麻痺	随意運動の低下
性状による分類	痙性麻痺	筋緊張が亢進
	弛緩性麻痺	筋緊張が低下
分布による分類	片麻痺	身体の一方の側の上下肢が麻痺
	単麻痺	四肢のうち1肢だけの麻痺
	対麻痺	両下肢の麻痺
	四肢麻痺	両上下肢の麻痺

麻痺部分

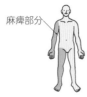

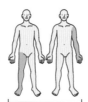

片麻痺　　　　単麻痺　　　　対麻痺　　四肢麻痺

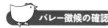

バレー徴候の確認 ・・・・・・・・・・・・・・・・・・・・・・・・・・・・

	検査法	評価
上肢	①被検者は目を閉じて、掌を上にして両手を前に伸ばす ②そのまま水平を保つようにする 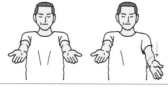	正常：水平を保つ 異常：麻痺側では掌が回内して下降する
下肢	①被検者は腹臥位になり、両脚をやや開いて、膝を45度曲げる ②そのままの姿勢を保つようにする 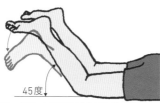45度	正常：45度を保つ 異常：麻痺側は次第に下降する

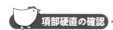

項部硬直の確認 ・・・・・・・・・・・・・・・・・・・・・・・・・・・・・

検査法	評価
①仰臥位の被検者の後頭部に手を当て、頭部を持ち上げる ②下顎が前胸部につくように頭部を前屈させる 	正常：下顎は抵抗なく前胸部に近づく 異常：前屈に抵抗があり、被検者は疼痛を感じる　⇒髄膜炎、くも膜下出血の徴候

ケルニッヒ徴候の確認 ••••••••••••••••••••••••••••••••

検査法	評価
①仰臥位の被検者の股関節と膝関節を90度に曲げる ②膝関節が135度以上になるように伸展させる	正常：膝関節は抵抗なく135度以上伸展する 異常：伸展に抵抗があり、135度以上伸展できない　⇒髄膜炎、くも膜下出血の徴候

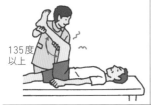

135度
以上

 アセスメントからケアへ

» 脳梗塞の後遺症として多いのが、片麻痺（半身麻痺）である。片麻痺は脳梗塞などで脳の一部に損傷が発生し、その近辺の脳細胞も含めて機能不全に陥った場合に起きる。麻痺が起きたときは、早い段階からのリハビリテーションが必要であり、マッサージや他動運動で、拘縮を予防する必要がある。

» 運動は理学療法士の計画に合わせて実施する。日常生活に必要な機能面を強化するためには、洗面・入浴・歩行・トイレへの移動、衣類の着脱などをプログラムする。

» リハビリによる疲労や脱臼を予防するために、関節可動域の評価や、患者の体力を適切にアセスメントしたプログラムが求められる。

» リハビリ実施時は前後にバイタルサインを確認する。

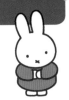

運動障害／麻痺

パーキンソン病の分類

Hoehn-Yahr 重症度分類3度以上かつ、厚生労働省が定める生活機能障害度2度以上で、特定疾患医療給付制度の給付対象となる。

 Hoehn-Yahr の重症度分類

Ⅰ度：症状が片方の手足のみの状態で、日常生活への影響はまだ極めて軽微である。

Ⅱ度：症状が両方の手足にみられるが、まだ障害は軽く、日常生活は多少の不自由はあっても従来通り可能であり、歩行障害はないかあっても軽微である。

Ⅲ度：症状が両方の手足にみられ、典型的な前屈姿勢、小刻み歩行がみられる。日常生活は自立しているが、職種の変更などかなりの制約をうけている。

Ⅳ度：両方の手足に強い症状があり、歩行は自力では不可能であるが、支えてもらえば可能である。日常生活でもかなりの介助を要する。

Ⅴ度：ベッドまたは車椅子の生活で、ほとんど寝たきり。全面的介助を要する。

日本神経学会監修：パーキンソン病診療ガイドライン2018、2018

 生活機能障害度

Ⅰ度：日常生活、通院にほとんど介助を要しない。

Ⅱ度：日常生活、通院に部分介助を要する。

Ⅲ度：日常生活に全面的な介助を要し、自力での歩行起立不能な状態である。

7

神経・感覚に関連するアセスメント

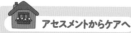 **アセスメントからケアへ**

» パーキンソン病の4大症状は「振戦（ふるえる）」「固縮（かたい）」「寡動・無動（おそい）」「姿勢反射障害（ころびやすい）」。これらの運動障害が認められる場合は、どの程度の障がいを有しているのかをアセスメントする。前傾姿勢、小歩、すり足、進行するとすくみ足や突進歩行などの特徴を生活面にも影響するため注意深い観察と支援が求められる。特に、転倒予防のための対策が重要である。

» 日常生活面における書字やボタンかけが困難、食事困難などについてもその程度を的確にアセスメントし、家族への指導や入院生活における介助につなげていくことが求められる。食事摂取に困難をきたす状況は栄養状態に影響を与えるだけでなく、進行すると嚥下困難による誤嚥性肺炎を引き起こすこともある。さらには進行状況と時期に応じて表情が乏しくなり（仮面様顔貌）、声が小さく、嗅覚低下、便秘、頻尿や排尿困難、立ちくらみ、起立性低血圧、睡眠障害、記憶障害、うつ、幻覚・妄想などの非運動症状も見られるので、全身のアセスメントが求められる。

» パーキンソン病は厚生労働省の指定難病である。社会的、経済的に自身だけでは解決が難しいことも多いことを理解し、患者が抱える課題と向き合いながら支援する必要がある。患者およびその家族のQOL（生活の質）へのケアが重要である。

第 8 章

痛みに関連する
アセスメント

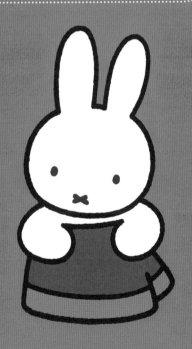

痛みの分類

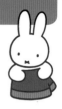

痛みには原因や特徴によっていくつかの分類法がある。なかでも発生部位による痛みの分類は、診断の手がかりとして重要である。

1. 一次性慢性疼痛 (chronic primary pain)	1.1. 広汎性一次性慢性疼痛（線維筋痛症を含む） 1.2. 局在性一次性慢性疼痛（非特異的腰痛、慢性骨盤痛を含む） 1.x. その他の一次性慢性疼痛 1.z. 一次性慢性疼痛としか分類できないもの
2. がん性慢性疼痛 (chronic cancer pain)	2.1. がんと転移による慢性疼痛 2.2. 抗がん剤による慢性疼痛 2.3. がん手術による慢性疼痛 2.4. 放射線療法による慢性疼痛 2.x. その他のがん関連慢性疼痛 2.z. がん性慢性疼痛としか分類できないもの
3. 術後痛および外傷後慢性疼痛 (chronic postsurgical and posttraumatic pain)	3.1. 術後慢性疼痛 3.2. 外傷後慢性疼痛 3.x. その他の術後痛および外傷後慢性疼痛 3.z. 術後痛および外傷後慢性疼痛としか分類できないもの
4. 慢性神経障害性疼痛 (chronic neuropathic pain)	4.1. 末梢性神経障害性疼痛 4.2. 中枢性神経障害性疼痛 4.x. その他の神経障害性疼痛 4.z. 神経障害性疼痛としか分類できないもの
5. 慢性頭痛および口腔顔面痛 (chronic headache and orofacial pain)	5.1. 一次性慢性頭痛 5.2. 二次性慢性頭痛 5.3. 慢性口腔顔面痛 5.z. 慢性頭痛および口腔顔面痛としか分類できないもの
6. 慢性内臓痛 (chronic visceral pain)	6.1. 持続する炎症による慢性内臓痛 6.2. 血管性慢性内臓痛 6.3. 閉塞性もしくは膨張性慢性内臓痛 6.4. 牽引性もしくは圧迫による慢性内臓痛 6.5. 複合性慢性内臓痛 6.6. 他の部位の関連痛としての慢性内臓痛 6.7. がん性慢性内臓痛 6.8. 機能性もしくは説明不要な慢性内臓痛 6.x. その他の慢性内臓痛 6.z. 慢性内臓痛としか分類できないもの
7. 慢性筋骨格系疼痛 (chronic musculoskeletal pain)	7.1. 持続する炎症による慢性筋骨格系疼痛 7.2. 骨関節の構造的な変化に伴う慢性筋骨格系疼痛 7.3. 神経疾患による慢性筋骨格系疼痛 7.4. 非特異性慢性筋骨格系疼痛 7.x. その他の慢性筋骨格系疼痛 7.z. 慢性筋骨格系疼痛としか分類できないもの

出典／慢性疼痛治療ガイドライン、真興交易㈱医書出版部、2018

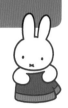

疼痛一般

疼痛の問診
（PQRST）

患者の主観が大きく影響する疼痛のアセスメントでは、その状
態をできるだけ正確に判定することが重要である。

疼痛の部位 を特定する	・ どこが痛むか ・ 痛む部位は2カ所以上か	
PQRSTの 特徴を 特定する	P：palliative, provocation factor 誘発または増悪因子、緩和因 子	・ 何をすると痛みが悪化するか ・ 何をすると痛みがよくなるか ・ 痛みを和らげるために、これまでにどの ような治療を試したか ・ それは効果があったか
	Q：quality 疼痛の質（例：灼熱痛、刺痛、 鈍痛、鋭い痛み、電撃痛）	・ 痛みはどのように感じるか ・ 痛みを表現するとしたらどのような言葉 を使うか
	R：region, radiation, related symptoms 部位、放散、随伴症状	・ どこが痛いか ・ 痛い場所は変わっているか ・ 随伴症状はあるか
	S：severity 重症度	適切な尺度を使用する ・ 0〜10の尺度で、0が「痛みなし」、10 を「想像しうる最悪の痛み」とすると、 今はどれくらい痛むか ・ 最も悪いときでどれくらい痛むか ・ 最もよいときでどれくらい痛むか
	T：time course 頻度	・ いつから痛み始めたか ・ どのくらい頻繁に痛くなったか ・ 痛さの程度に変わりはあったか ・ 痛みはどのくらいの間続くか

8

痛みに関連するアセスメント

 アセスメントからケアへ

» 問診により痛みの部位、種類、程度を確認したのち、痛
  む部位を視診し、発赤や腫脹などの炎症の有無をみる。

» さらに触診により表在痛、深部痛の診査を行う。表在
  痛は片手で、深部痛は両手を重ねて確認する。

181

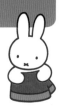

疼痛のスケール

痛みの強さは主観に大きく左右されるため、客観的に評価するスケールが必要である。

 疼痛のスケール①　VAS*1 ·····················

　疼痛の強さを10cmの横線上のどこに位置するかで評価する。患者自身が✕印で記入する。経時的に痛みの程度の変化を比較する場合に用いる。

痛みなし		想像しうる最悪の痛み
├————————✕——————————┤		

 疼痛のスケール②　NRS*2 ·····················

　痛みを0～10までの11段階に分けて、現在の痛みがどの程度かを評価する。

0	1	2	3	4	5	6	7	8	9	10
痛みなし									考えられる中で	
									最悪の痛み	

疼痛のスケール③　フェイススケール（Wong-Baker Face Scale）

　VASやNRSでの評価が困難な高齢者や、3歳〜小児の評価に用いる。

今の痛みはどの程度？

　　0　　　　　1　　　　　2　　　　　3　　　　　4　　　　　5

0	痛みがまったくない
1	ほんの少し痛い
2	もう少し痛い
3	もっと痛い
4	とても痛い
5	最悪の痛み

8

痛みに関連するアセスメント

 アセスメントからケアへ

» 疼痛は主観的症状であり、痛みのとらえ方も個人差がある。医師・看護師は疼痛の程度を適切に評価し、疼痛緩和を図ることで、患者の生活の質を保障することが求められる。

日常生活への影響の評価（STAS-J[*]）

患者の抱える疼痛が、患者の日常生活にどのような影響を与えているかを特定し、緩和ケアに役立てる。

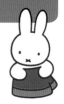

STAS 日本語版

記載者氏名：　　　　　　記入日時：　　年　月　日　記入開始時刻：　　時　分

★当てはまる番号に○をつけてください。

1. 痛みのコントロール：痛みが患者に及ぼす影響

0 = なし

1 = 時折の、または断続的な単一の痛みで、患者が今以上の治療を必要としない痛みである。

2 = 中程度の痛み。時に調子の悪い日もある。痛みのため、病状からみると可能なはずの日常生活動作に支障をきたる。

3 = しばしばひどい痛みがある。痛みによって日常生活動作や物事への集中力に著しく支障をきたす。

4 = 持続的な耐えられない激しい痛み。他のことを考えることができない。

2. 症状が患者に及ぼす影響：痛み以外の症状が患者に及ぼす影響

症状名

(　　　　　　　　　　　　　　　　)

0 = なし

1 = 時折の、または断続的な単一または複数の症状があるが、日常生活を普通に送っており、患者が今以上の治療を必要としない症状である。

2 = 中等度の症状。時に調子の悪い日もある。病状からみると、可能なはずの日常生活動作に支障をきたすことがある。

3 = たびたび強い症状がある。症状によって日常生活動作や物事への集中力に著しく支障をきたす。

4 = 持続的な耐えられない激しい症状。他のことを考えることができない。

3. 患者の不安：不安が患者に及ぼす影響

0 = なし

1 = 変化を気にしている。身体面や行動面に不安の兆候は見られない。集中力に影響はない。

2 = 今後の変化や問題に対して張り詰めた気持ちで過ごしている。時々、身体面や行動面に不安の徴候が見られる。

3 = しばしば不安に襲われる。身体面や行動面にその徴候が見られる。物事への集中力に著しく支障をきたす。

4 = 持続的に不安や心配に強くとらわれている。他のことを考えることができない。

4. 家族の不安：不安が家族に及ぼす影響

家族は患者に最も近い介護者とします。その方々は、両親であるのか、親戚、配偶者、友人であるのかコメント欄に明記して下さい。

注：家族は時間の経過により変化する可能性があります。変化があった場合、コメント欄に記入して下さい。

コメント

(　　　　　　　　　　　　　　　　)

0 = なし

1 = 変化を気にしている。身体面や行動面に不安の徴候は見られない。集中力に影

響はない。
2 = 今後の変化や問題に対して張り詰めた気持ちで過ごしている。時々、身体面や行動面に不安の徴候が見られる。
3 = しばしば不安に襲われる。身体面や行動面にその徴候が見られる。物事への集中力に著しく支障をきたす。
4 = 持続的に不安や心配に強くとらわれている。他のことを考えることができない。

5. 患者の病状認識：患者自身の予後に対する理解
0 = 予後について十分に認識している。
1 = 予後を2倍まで長く、または短く見積もっている。例えば、2-3ヶ月であろう予後を6ヶ月と考えている。
2 = 回復すること、または長生きすることに自信が持てない。例えば「この病気で死ぬ人もいるので、私も近々そうなるかもしれない」と思っている。
3 = 非現実的に思っている。例えば、予後が3ヶ月しかない時に、1年後には普通の生活や仕事に復帰できると期待している。
4 = 完全に回復すると期待している。

6. 家族の病状認識：家族の予後に対する理解
0 = 予後について十分に理解している。
1 = 予後を2倍まで長く、または短く見積もっている。例えば、2-3ヶ月であろう予後を6ヶ月と考えている。
2 = 回復すること、または長生きすることに自信が持てない。例えば「この病気で死ぬ人もいるので、本人も近々そうなるかも知れない」と思っている。
3 = 非現実的に思っている。例えば、予後が3ヶ月しかない時に、1年後には普通の生活や仕事に復帰できると期待している。
4 = 患者が完全に回復することを期待している。

7. 患者と家族とのコミュニケーション：患者と家族とのコミュニケーションの深さと率直さ
0 = 率直かつ誠実なコミュニケーションが、言語的・非言語的になされている。
1 = 時々、または家族の誰かと率直なコミュニケーションがなされている。
2 = 状況を認識してはいるが、その事について話し合いがなされていない。患者も家族も現状に満足していない。あるいは、パートナーとは話し合っても、他の家族とは話し合っていない。
3 = 状況認識が一致せずコミュニケーションがうまくいかないため、気を使いながら

会話が行われている
4 = うわべだけのコミュニケーションがなされている。

8. 職種間のコミュニケーション：患者と家族の困難な問題についての、スタッフ間での情報交換の早さ、正確さ、充実度
関わっている人（職種）を明記してください
（　　　　　　　　　　　　　　　　　　　　　）
0 = 詳細かつ正確な情報が関係スタッフ全員にその日のうちに伝えられる。
1 = 主要スタッフ間では正確な情報伝達が行われる。その他のスタッフ間では、不正確な情報伝達や遅れが生じることがある。
2 = 管理上の小さな変更は、伝達されない。重要な変更は、主要スタッフ間でも1日以上遅れて伝達される。
3 = 重要な変更が数日から1週間遅れで伝達される。
例）退院時の病棟から在宅担当医への申し送りなど。
4 = 情報伝達がさらに遅れるか、全くない。他のどのようなスタッフがいつ訪ねているのかわからない。

9. 患者・家族に対する医療スタッフのコミュニケーション：患者や家族が求めた時に医療スタッフが提供する情報の充実度
0 = すべての情報が提供されている。患者や家族は気兼ねなく尋ねることができる。
1 = 情報は提供されているが、充分理解されてはいない。
2 = 要求に応じて事実は伝えられるが、患者や家族はより多くの情報を望んでいる可能性がある。
3 = 言い逃れをしたり、実際の状況や質問を避けたりする。
4 = 質問への回答を避けたり、訪問を断る。正確な情報が与えられず、患者や家族を悩ませる。
【特記事項】

☆評価できない項目は、理由に応じて以下の番号を書いてください。
7：入院直後や家族はいるが面会に来ないなど、情報が少ないため評価できない場合
8：家族がいないため、家族に関する項目を評価できない場合
9：認知状態の低下や深い鎮静により評価できない場合

2005年4月改訂

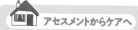 **アセスメントからケアへ**

» 疼痛の適切な評価は、まず正しい病像の把握から始ま
る。必要に応じてX線検査、CT・MRI・超音波検査など
による診断が行われる。

» スケールを活用して痛みの程度を把握したあとは、医
師の指示のもとに、鎮痛薬が使用される。

» 鎮痛薬には麻薬や副作用の強い薬が含まれるため、使
用の際には血圧、脈拍、呼吸を測定し、一般状態の把
握を行う。

» 投薬後は、血圧などに変動がないか、鎮痛効果がみられ
たか、副作用の有無の確認などの評価を行う。

» 麻薬の管理は「麻薬及び向精神薬取締法」に管理方法
が定められていることを理解し、適切に取り扱う。

» 鎮痛薬管理を家族や患者本人が実施している場合には、
薬の理解とともに管理方法が理解されているか確認す
る必要がある。

» がんによる痛みのコントロールは、単に痛みをなくすた
めのものではなく、不安を緩和し、日常生活を維持でき
ることから、生活の質を上げることにもつながる。

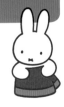

頭痛

頭痛の分類

頭痛は一次性と二次性に分類される。二次性のなかでも
重篤と思われる頭痛を見落とさないことが重要である。

 国際頭痛分類 第3版2018（ICHD-3＊1）

第1部：一次性頭痛	1. 片頭痛 2. 緊張型頭痛 3. 三叉神経・自律神経性頭痛（TACs＊2） 4. その他の一次性頭痛疾患
第2部：二次性頭痛	5. 頭頸部外傷・傷害による頭痛 6. 頭頸部血管障害による頭痛 7. 非血管性頭蓋内疾患による頭痛 8. 物質またはその離脱による頭痛 9. 感染症による頭痛 10. ホメオスターシス障害による頭痛 11. 頭蓋骨、頸、眼、耳、鼻、副鼻腔、歯、口あるいはその他の顔面・頸部の構成組織の障害による頭痛または顔面痛 12. 精神疾患による頭痛
第3部：有痛性脳神経ニューロパチー、他の顔面痛およびその他の頭痛	13. 脳神経の有痛性病変およびその他の顔面痛 14. その他の頭痛性疾患

 二次性頭痛の特徴

①突然起きる頭痛
②今までに経験したことのない頭痛（いつもの頭痛と様子が違う頭痛）
③頻度が増し、痛みが増悪していく頭痛
④50歳以降に初めて発症する頭痛
⑤神経脱落症状、精神症状、発熱、項部硬直、髄膜刺激症状
　がみられる患者の頭痛
⑥がん、免疫不全の病態を持つ患者の頭痛

＊1　International Classification of Headache Disorders, third edition
＊2　trigeminal autonomic cephalalgias

8

痛みに関連するアセスメント

頭痛の問診

患者自身の訴えから頭痛の特徴をつかみ、診断に役立てる。患者の年齢・性別のほか、血圧、既往症なども考慮する。

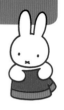

今回の頭痛について	●以前に経験がある痛み　●経験したことのない痛み ●いつも感じている痛み
発症の時期	歳ごろから●　　　年　　月ごろから●　　　日前から
発症の頻度	●年に　　回　●月に　　回　●週に　　回 ●日に　　回
一度発症すると	●　　　日間続く　●　　　時間続く　●瞬間的
よく起こる時間帯	●起床時　●午前中　●夕方　●その他（　　　） ●とくになし
よく起こる状況・ひどくなる状況	●仕事中　●睡眠中　●入浴中　●階段の昇降や走るなどの動作中　●飲酒中・後　●週末・休日　●生理中（女性）　●その他（　　　　　　　　）
痛む場所（複数可）	●片側（右　左）　●両側　●後頭部　●こめかみ ●眼の周囲　●眼の奥　●頭全体　●定まっていない
痛みの特徴（複数可）	●脈打つような痛み（ズッキンズッキン、ドクンドクン） ●締めつけられるような痛み（ギュー） ●突き刺すような鋭い痛み（ズッキーン） ●重石をのせられたような痛み（ズーン） ●しびれるような痛み（ピリピリ） ●割れるような（なぐられるような）痛み（ガンガン） ●焼けるような痛み　●激しい痛み　●コリのような痛み ●えぐられるような痛み　●だらだらと続く痛み ●その他（　　　　　　　）
痛みの程度	●仕事や日常生活に影響なし ●がまんすれば仕事や日常生活はできる ●仕事や日常生活はできない ●何もできずに寝込む ●じっとしていられない。転げ回るほど痛い

頭痛の前兆 （複数可）	● キラキラ、ギザギザした光が見える ● 肩から首にかけて締めつけられるように感じる ● 手や足にしびれが出る ● あくびが出る ● 独特の臭いを感じる ● とくになし
頭痛に伴う症状 （複数可）	● 悪心・嘔吐 ● 光に過敏になる（まぶしい、気になる） ● 音に過敏になる（うるさい、頭に響く） ● 臭いに敏感になる ● 肩こり、首の痛み ● 手や足のしびれ ● めまい ● 脱力感 ● だるさ ● 眼が充血 ● 涙が出る ● 発熱 ● その他（　　　　　　　　　　　　　　　　　　　　　　）
頭痛薬の使用	● よく使う ● ときどき使う（薬名：　　　　） ● 使わない
頭痛薬の効果	● よく効く ● 少し楽になる ● ほとんど、またはまったく効かない
家族歴	● 家族に頭痛のある人がいる（続柄：　　　） ● いない

 アセスメントからケアへ

» 頭痛は日常的に感じる人の多い症状のひとつである。多くは片頭痛と、肩こりからくる緊張型頭痛である。命にかかわる脳腫瘍、くも膜下出血、慢性硬膜下出血などが原因である頭痛は、全体の1％弱といわれている。病的な頭痛かどうかを判断するためには、頭痛に関するチェックと頭部CTなどの検査が重要である。

» 慢性頭痛のなかの緊張型頭痛は、肩こりが原因といわれる頭痛で、精神的ストレスがある場合や、長時間のパソコン使用など同一姿勢での作業を続ける仕事についている場合に多い。緊張型頭痛には市販の痛み止め薬で対応している人が多いと考えられる。日常の生活習慣を改善し、リラックスできる時間を確保し、水泳などの全身運動の習慣が大切であることを指導する。

8

痛みに関連するアセスメント

189

疾患別胸痛の部位と特徴

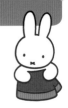

胸痛は重篤な状態を示すサインであることが多い。問診では痛みの程度や時間経過、変化を把握することが重要である。

胸痛をきたすおもな疾患	痛みの部位	痛みの特徴
急性心筋梗塞	• 胸骨部から左前胸部に激痛 • 左肩から左上肢、顎、頸部に放散痛	• 突然発症し、30分以上持続する • 痛みは絞扼感、灼熱感、圧迫感と表現されることもある • 冷汗、悪心、嘔吐を伴うこともある • 高齢者では無痛のこともある
狭心症	• 急性心筋梗塞とほぼ同じだが、程度は軽い	• 持続時間は2～10分程度と短いことが多い • 痛みは絞扼感、灼熱感、圧迫感と表現されることもある • 労作、寒冷、ストレスで増悪 • 安静時に発症しやすい場合もある
解離性大動脈瘤	• 胸骨下の激痛 • 頸部、背部、腰部に放散痛	• 突然発症し、持続時間は多様 • 麻痺や失語を伴うこともある
急性心膜炎	• 前胸部痛(虚血性心疾患より軽く、より前胸部) • 頸部、左肩に放散痛	• 数時間から数日持続する • 鋭い痛み • 深呼吸、咳、仰臥位で増悪し、座位で前屈すると軽減する • 高熱を発することもある
肺塞栓症	• 胸骨下、左右の前胸部	• 突然発症し、持続時間は多様 • 呼吸困難、頻脈、ショック症状、血痰、喀血を伴うこともある

逆流性食道炎	● 胸部から心窩部 ● 肩に放散すること 　もある	● 食後、または仰臥位で発症しや 　すい ● 胸やけ、絞るような痛みなど、程 　度や表現は多様 ● 飲水により軽減することもある
不安神経症、 過換気症候群 など	● 通常は左胸部	● 痛みの程度や表現は多様 ● 不定愁訴を伴うことが多い

 胸痛の問診 ● ● ● ● ● ● ● ● ● ● ● ● ● ●

発症の時期	●（　　　　　）ごろから、だんだんと痛くなった ●突然痛くなった
痛みの頻度・持続時間	●（　　　　　）くらいの頻度 ●（　　　　　）分から（　　　　　）分程度 ●（　　　　　）分以上 ●（　　　　　）時間程度 ●（　　　　　）時間から（　　　　　）日程度
痛みの特徴	●灼熱感（焼けるような痛み） ●絞扼感（締め付けられるような痛み） ●圧迫感（押しつぶされるような痛み） ●ピリピリとした痛み　　●チクチクとした痛み
痛みの強さ	●経験したことのない痛み ●激痛　　●鈍痛　　●圧痛 ●重苦しい痛み
痛みを感じる部位	●胸全体　　●胸骨部　　●前胸部（左・右） ●胸以外（左肩・左上肢・顎・頸部・背部・腰部） ●心臓由来の痛みという自覚の有無 ●皮膚の表面か奥のほうか
痛みが起こる状況	●運動中に増強する　　●痛みが起こりやすい姿勢
胸痛に伴う症状	●息苦しさ　　●咳　　●冷汗 ●悪心　　●嘔吐
そのほか	●循環器系疾患の既往

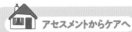 アセスメントからケアへ

» 「胸痛」とは、鎖骨より下で、一番下の肋骨より上の範囲に生じる、痛みや重苦しい感じ、胸の圧迫感、不快感をさす。胸が締めつけられるような感じや息苦しさなどの痛みの種類のほかに、痛む場所や持続時間、痛みが走る方向などを知る必要がある。心筋梗塞であっても、胃のあたりが痛いと自覚症状を訴える患者もいる。また、筋肉痛や疲労骨折が原因で、胸痛を自覚したり、咳・吐き気・顔面蒼白、発熱、冷や汗などの症状が加わることもあり、細やかな観察が求められる。

» 胸痛には深刻な病気が起因している場合もある。問診、聴診とともに、心電図検査、Ｘ線検査、血液検査などを併用し診断の手がかりとする。胸部Ｘ線検査は肺がんや肺炎、肺気腫、心臓肥大や大動脈瘤などの診断に有効である。

» 痛みがある場合には、安静を保持し、楽な姿勢、体位をとってもらう。

» 呼吸困難がある場合は起座位などにし、酸素吸入の準備をする。つねに急変の可能性を視野に入れて行動する。

腹痛の部位と関連するおもな疾患

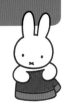

腹痛の部位は原因を推測するうえで重要なポイントである。放散痛と、女性の場合の下腹部痛に注意する。

 腹痛の部位と主な疾患 ・・・・・・・・・・・・・・・・・・・・

※（　）内は消化器以外の疾患

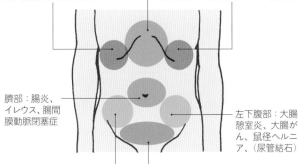

心窩部：胃食道逆流症、胃炎、胃十二指腸潰瘍、胃がん、膵炎、虫垂炎初期、（心筋梗塞、解離性大動脈瘤）

右季肋部：胆石、胆嚢炎、胆管炎、肝炎、肝がん、十二指腸潰瘍、（肺炎、胸膜炎、右腎結石）

左季肋部：膵炎、膵がん、胃潰瘍

臍部：腸炎、イレウス、腸間膜動脈閉塞症

左下腹部：大腸憩室炎、大腸がん、鼠径ヘルニア、（尿管結石）

右下腹部：虫垂炎、大腸憩室炎、鼠径ヘルニア、（尿管結石）

下腹部：腸炎、イレウス、便秘、（尿路感染、尿路結石、異所性妊娠、卵巣嚢腫）

腹痛の問診

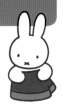

腹痛の問診では、腹部消化器の疾患による痛みと、それ以外の疾患による痛みを見分けることがポイントである。

発症の時期	●（　　　　）ごろから、だんだん痛くなった ●突然痛くなった
痛む場所	●心窩部　　●右季肋部　　●左季肋部　　●臍部 ●下腹部　　●右下腹部　　●左下腹部 ●その他（　　　）
時間経過	●持続的な痛み（持続時間：　　　　） ●間欠的な痛み
痛みの特徴	●おなかの中の痛み　　●絞るような痛み　　●疝痛 ●鋭い持続痛　　●変化する痛み　　●繰り返す痛み
帯状疱疹との鑑別	●皮膚の表面が痛む　　●衣服が触れても痛む
筋骨格痛との鑑別	●筋肉痛のような痛み ●身体を動かしたり、ひねったりすると痛む
増強・軽減因子	●食後に増強する　⇒胃潰瘍、膵炎、胆石発作 ●食後に軽減する　⇒十二指腸潰瘍、胃食道逆流症 ●深呼吸で増強する　⇒胸膜炎、肺炎、肋骨骨折、肝周囲炎 ●咳をすると増強する　⇒腹膜炎 ●歩行や体動で増強する　⇒腹膜炎、胆石、尿管結石 ●臥位で増悪する　⇒胃食道逆流症、脊髄圧迫
腹痛に伴う症状	●悪心・嘔吐 ●排便の異常（便秘、下痢、血便、黒色便など） ●排尿の異常（尿量、頻尿、排尿時痛、血尿など） ●発熱 ●食欲低下　　●睡眠の異常　　●吐血・下血の有無 ●不正出血の有無（女性）　　●妊娠の有無（女性）
薬の使用	●（薬名：　　　　　　　　　）●効果（有・無）
腹部の手術歴	

アセスメントからケアへ

» 腹痛にはウイルス性の腹痛、ストレスや食生活の不摂生による腹痛、食中毒などによる急性胃腸炎があり、激しい胃痛と嘔吐、下痢などを伴うこともある。また、急性虫垂炎、急性胆嚢炎や背部痛を伴う尿管結石、腸閉塞によるものなど、緊急性を伴う腹痛もある。さらには大腸ポリープ、便秘症、肝硬変、慢性疲労症候群を原因にする腹痛がある。アセスメント時には腹痛部位と痛みの種類、痛みの間隔と持続時間、排ガス・腸蠕動の有無、痛みと共に付随症状がないかどうかを確認する。さらに問診とともに腹部触診を行い表在性の痛みなのか深部性の痛みなのか等の情報をとる。痛む周囲の皮膚の状態や腹部の膨満感なども観察し、疼痛部は最後に触診する。

» 尿検査・血液検査・腹部超音波検査・腹部X線検査・心電図検査を行う。尿管結石などが疑われる場合には、石が排泄されていないか、尿の色（肉眼的血尿）の有無なども観察する必要がある。

» 診断がつくまでは絶飲食になる場合が多い。看護者には患者が禁食の必要性を理解できるようにかかわることと、輸液による水分補給や口渇に対する対応が求められる。

» 腹痛時の姿勢を観察し、ピローなどを用い安楽な体位の工夫をする。

腰痛の原因疾患と問診

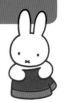

腰痛には腰（脊柱）に原因があるものと、それ以外の原因によるものがある。問診ではその区別を重要とする。

 腰痛を起こす疾患の分類 ·····················

脊柱や周囲の組織の疾患	変性疾患：変形性脊椎症、椎間板ヘルニア、脊柱管狭窄症、腰椎すべり症、骨粗鬆症 感染性疾患：脊椎カリエス、化膿性脊椎炎、化膿性椎間板炎、硬膜外膿瘍 腫瘍性疾患：脊髄腫瘍、脊椎腫瘍 その他：骨折、捻挫、筋・筋膜性腰痛症、強直性脊椎炎
脊柱以外の疾患	解離性大動脈瘤、膵炎、膵臓がん、胆嚢炎、十二指腸潰瘍、尿管結石、腎盂腎炎、子宮筋腫、子宮内膜症、卵巣がん、変形性股関節症、精神疾患、精神的ストレスによるもの

腰痛の問診 ‥‥‥‥‥‥‥‥‥‥‥‥‥‥‥‥‥‥‥‥‥

発症したのは	●（　　　）日・週間・カ月・年前
	●仕事中（職種：　　　　　　）●スポーツ中（種類：　　　　　） ●家庭で　●その他（　　　　　　　　　　　　　　　　　　）
	物を持ち上げた・運んだ・降ろした、かがんでいた、腰をひねった、 高所から落ちた、洗顔時、くしゃみをした、寒冷な場所にいた、 その他（　　　　　　　　　　　　　　　　　　　　　　）とき
発症は	●急激　　●徐々に
痛むとき	●1日のなかで（起床時、夕方など　　　　　　　　　　　　　） ●季節（　　　　　）　　●天候（　　　　　　　　　　　　） ●労作（　　　　　　　　　　　　　　　　）しているとき
痛みの特徴	●鈍い痛み　　●鋭い痛み　　●局所の痛み　　●広い範囲の 痛み　●神経に沿った痛み　　●左右対称の痛み ●その他（　　　　　　　　　　　　　　　　　　　　　　）
痛みの程度	●腰が少しだるい程度　　●ときどき軽い痛みを感じる程度 ●休むほどではないが、かなり痛い　　●ときどき休まなければ ならないほど痛い
下肢の状態	●（殿部、大腿、膝、足）に（つっぱり感、しびれ、だるさ）が ある ●足に力が入らず、歩きにくい
歩行状態	●影響はなく正常　　●歩行により痛み、しびれ、脱力がある ●立ち止まって休みながら歩く
症状の変動	●痛みがひどくなるのは（　　　　　　　　　　　　　　）とき ●痛みが軽減するのは（　　　　　　　　　　　　　　　）とき
既往症	

8

痛みに関連するアセスメント

腰痛の検査

腰部神経根、あるいは坐骨神経の異常を調べ、腰痛の原因を特定する。

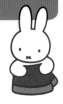

 膝伸展下肢挙上テスト（SLR＊1） · · · · · · · · · · · · · ·

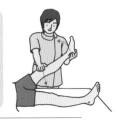

被検者に仰臥位になってもらう。
①検者は、一方の手で被検者の膝が伸展位を保つように押さえる。
②もう一方の手で踵を持ち上げ、下肢全体を挙上させる。

正常	70度から垂直近くまで、痛みなく挙上できる
陽性	70度以下で痛みがある、あるいは抵抗のため挙上できない ⇒挙上角度と痛みの部位を記録する

 大腿神経伸展テスト（FNS＊2） · · · · · · · · · · · · · ·

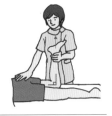

被検者に腹臥位になってもらう。
①検者は被検者の足首を持ち、膝関節を90度に屈曲させる。
②そのままの状態で下肢を上に引き上げ、股関節を伸展させる。

正常	痛みなく下肢が上に引き上げられる
陽性	大腿前面から鼠径部、股関節にかけて、あるいは下腿部全体に痛みがある

アセスメントからケアへ

» 日常多くみられる腰痛は、筋肉の疲労により腰を支える筋力が低下し、血液循環も悪くなることから起こる。

» 腰痛は、老化現象や、精神的なストレスの蓄積で引き起こされたり、自律神経の異常による影響で起こることもある。心因性の腰痛は社会生活を送るうえで大きな支障になる。骨格が原因で起こる腰痛には椎間板ヘルニアや腰椎すべり症がある。また、内臓に問題があって腰痛を訴えることもある。

» 腰痛体操はストレッチ効果や筋肉トレーニング効果、血行促進効果を目的として行われる。腰をほぐすストレッチや呼吸法を用いた腹筋を鍛える体操、背筋を鍛える体操などを組み入れて腰痛解消を図る。

» 疾患によっては手術の適応になる場合もある。

» 背景に生活様式が影響している人もいる。軟らかいベッドやソファなど、環境面の影響をアセスメントする。

» 腰痛を悪化させないためには、①同じ姿勢を長時間続けない②中腰にならない③物を持ち上げるとき足の力を使うなどを意識することが重要だと指導する。

» 腰痛時のコルセットの装着は体幹を保持するだけでなく、移動時に慎重な行動意識に繋がることにもなる。

» 高齢に伴い、腰痛だけでなく膝関節痛などの症状を持っている場合には上記の行動だけでなく、体重のコントロールや正座をしない、階段の上り下り時は手すりを使う、立ち上がりの時負担のかかるソファーの利用をひかえる等の指導も併用して行う。

8

痛みに関連するアセスメント

😊 「聞く」と「聴く」

　「聞く」と「聴く」では、「きく」の姿勢に違いがある。「聞く」という言葉は、自分に必要なことは聞くが必要と思わないことには門を閉ざすことも含む。一方、「聴く」のほうは、相手の話に特別な関心をもって傾聴する姿勢が含まれる。フィジカルアセスメントにおける問診では、どちらの「きき方」が求められるべきかを考えてみる必要がある。

　問診の目的には、「正確な診断のため」と「患者・利用者の援助」の2つがあるため、アプローチの仕方も異なる。看護の視点で問診を行うときは、この両方が目的となることが多い。症状や経過の正確な把握には、分析的アプローチを用いて、「はい・いいえ」で回答できる「閉じられた質問」が有用である。一方、患者の不安や心配事を整理する必要がある場合は、全体的アプローチにより、患者が自分の考えを自分の言葉で話すことができるような「開かれた質問」が用いられる。

　問診は患者と看護者の信頼関係（ラポール）を育てるうえでも重要な場面である。同じ病気を持つ患者でも一人ひとり違う背景を持っていることを意識しながら、患者は今、何に困り、何をしてほしいと考えているのかを察していくことが求められる。問診は、急がないことと、できるだけ時間をかけて患者・利用者を全人的に理解することを心がけながら実施することが重要である。

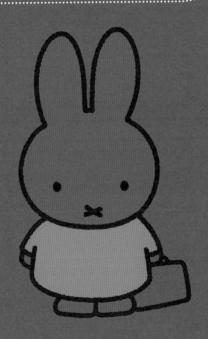

第 **9** 章

精神・心理に
関連するアセスメント

機能の全体的評定
（GAF*） 尺度

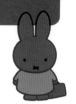

患者の状態を心理的、社会的、職業的機能の面から評価する。機能の障害には身体的制約や環境的制約によるものは含めない。

※完全な健康状態を100、最低の状態を10〜1と評価する。

コード	機能	症状
100〜91	広範囲の行動にわたって最高に機能しており、生活上の問題で手に負えないものは何もなく、その人の多数の長所があるために他の人々から求められている	症状は何もない
90〜81	すべての面でよい機能で、広範囲の活動に興味を持ち参加し、社交的にはそつがなく、生活に大体満足し、日々のありふれた問題や心配以上のものはない（例：たまに家族と口論する）	症状がまったくないか、ほんの少しだけ（例：試験前の軽い不安）
80〜71	社会的、職業的、または学校の機能にごくわずかな障害以上のものはない（例：学業で一時遅れをとる）	症状があったとしても、心理的社会的ストレスに対する一過性で予期される反応である（例：家族と口論した後の集中困難）
70〜61	社会的、職業的、または学校の機能にいくらかの困難はある（例：時にずる休みをしたりする）が、全般的には機能はかなり良好であって、有意義な対人関係もかなりある	いくつかの軽い症状がある（例：抑うつ気分と軽い不眠）
60〜51	社会的、職業的、または学校の機能における中等度の困難（例：友達が少ない、仲間や仕事の同僚との葛藤）	中等度の症状（例：感情が平板で、会話がまわりくどい、時にパニック発作がある）

50～41	社会的、職業的、または学校の機能において何らかの深刻な障害（例：友達がいない、仕事が続かない）	重大な症状（例：自殺念慮、強迫的儀式が重症、しょっちゅう万引する）
40～31	仕事や学校、家族関係、判断、思考、または気分などの多くの面での重大な欠陥（例：抑うつ的な男が友人を避け家族を無視し、仕事ができない。子どもがしばしば年下の子どもをなぐり、家庭では反抗的であり、学校では勉強ができない）	現実検討かコミュニケーションにいくらかの欠陥（例：会話は時々非論理的、あいまい、または関係性がなくなる）
30～21	ほとんどすべての面で機能することができない（例：1日中床についている、仕事も家庭も友達もない）	行動は妄想か幻覚に相当影響されている。または、コミュニケーションか判断に重大な欠陥がある（例：時々、滅裂でひどく不適切にふるまう、自殺の考えにとらわれている）
20～11	時には最低限の身辺の清潔維持ができない（例：大便を塗りたくる）	自己または他者を傷つける危険がかなりある（例：死をはっきり予期することなしに自殺企図、しばしば暴力的になる、躁病性興奮）、またはコミュニケーションに重大な欠陥（例：大部分滅裂か無言症）
10～1	最低限の身辺の清潔維持が持続的に不可能	自己または他者をひどく傷つける危険が続いている（例：暴力の繰り返し）、または、死をはっきりと予測した重大な自殺行為
0	情報不十分	

出典／American Psychiatric Association, 高橋三郎、大野裕、染矢俊幸訳：新訂版DSM-IV-TR精神疾患の分類と診断の手引き、医学書院、2003、改変

抑うつと不安の測定（HADS*）

各項目の合計点から重症度を判定する。不安と抑うつの項目を交互に質問すると、答えに偏りが出にくい。

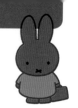

※まったく良好：0点　きわめて悪い：3点　その中間：1または2点

不安	①私は緊張したり、どうにかなりそうと感じたりする	
	②何かひどいことが起こると恐ろしく感じる	
	③心に心配事がある	
	④安らかに座ることができて、リラックスしていると感じる	
	⑤身体の中に何かとんでもないものがいると恐ろしく感じる	
	⑥活動しなければならないとき、落ち着きがないと感じる	
	⑦急にパニックを感じたりする	
抑うつ	①以前と同様に楽しめる	
	②笑ったり、物事の明るい面をとらえることができる	
	③楽しく感じる	
	④やる気が起きないように感じる	
	⑤私は自分の見栄えに興味がなくなった	
	⑥物事を楽しむことが待ち遠しい	
	⑦いい本やラジオ、テレビを楽しむことができる	点

判定	0～7点	正常
	8～10点	軽症
	11～14点	中等度
	15～21点	重症

出典／Zigmond AS,Snaith RP、北村俊則訳：hospital anxiety and depression scale（HAD尺度）、精神診断学、日本評論社、1993

ペプロウによる
不安レベルの分類

患者の抱く不安のレベルを測り、不安が軽度（正常）なものか、異常なものかに分類する。

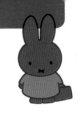

不安レベル	状態像
軽度	日々の生活の緊張と関係がある。この段階では人は用心し、知覚領域では見ること・聞くこと・理解することが以前よりも鋭くなる。この種の不安は学習の動機を与え、個人の成長と想像力を生み出す。
中等度	人は当面の心配に焦点を合わせ、他のことに無関心になる。その知覚領域では見ること・聞くこと・理解することが低下する。このようにあえて不注意になるが、しようと思えばもっと注意することができる。
強度	知覚領域は非常に低下している。人は特別に細部に集中しがちである。そして、他のことは何も考えられない。すべての行動は安心を得ようとしてなされる。他の領域に目を向けるためには強い指示が必要となる。
パニック	畏怖・心配・恐怖を伴って連想される。このとき細部は均衡を破られる。このとき人は抑制力をなくし、命令されても行動することができない。筋肉運動は高まり、知覚は歪められ、効果的に機能できなくなる。

出典／青木典子著、野嶋佐由美、南裕子監：精神症状として現れる状態「不安」、ナースによる心のケアハンドブック、照林社、2000

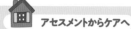

» 不安は漠然としたおそれの感情で、誰でも経験する。病的な不安は、はっきりとした理由がないのに不安感におそわれ、それがいつまでも続く状態をいう。この病的な不安は、ふるえ、ドキドキ感、発汗、過呼吸、睡眠障害などのさまざまな症状とともに現れる。

» 不安の国際疾病分類などでは「神経症」という用語は使われなくなり、現在は「パニック障害」と表現される。

» パニック障害は急性・突発性の不安症状が特徴で、特別な原因やきっかけなしにパニック発作といわれる状況に陥る。パニック発作を起こすと、不安のために、一人で外出したり乗り物に乗ったりすることが困難になる。

» 慢性の不安症状が長く続くのが「全般性不安障害」である。慢性的な不安、過敏、緊張、落ち着きのなさ、イライラ、集中困難などの精神症状と、筋肉の緊張、首や肩のこり、頭痛、動悸、息苦しさ、眩暈、頻尿、下痢、疲労感、不眠などの多様な身体症状の訴えがみられる。

» パニック障害も全般性不安障害も、原因は心理的な出来事 (心因) とされ、何らかの精神的なショック、悩み、ストレスなど精神的原因がみられる。また、過労、睡眠不足、風邪など、身体的変調をきっかけに発症することもある。

» 診断後、看護者は患者自身が今の状況を不安の病気と受けとめられ、治療を継続することができるようにかかわる。

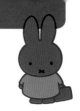

睡眠の
アセスメント

睡眠は人の心身に休息をもたらし、覚醒時の活動を支えるものである。睡眠の状態を主観的、客観的にアセスメントする。

主観的 アセスメント		• 入眠時間と覚醒時間　• 入眠障害はあるか • 中途覚醒はあるか（回数、パターン） • 熟眠感はあるか　• 覚醒障害はあるか • 起床時の気分　• 自分の睡眠についての感想
客観的 アセスメント	睡眠時間	• 入眠時間と覚醒時間を観察する • 睡眠時間の長さを観察する • 夜間の睡眠時間と昼間の睡眠時間を比較する
	睡眠状態	• 入眠したかを観察する • 中途覚醒の有無を観察する 　（回数、パターン） • 睡眠パターンを観察する • 呼吸パターンを観察する • 覚醒したかを観察する
	日中の状態	• 活動量を観察する • 眠気があるか • 眠気のタイミングと強さを観察する • 昼寝をしているか
	睡眠環境	• 部屋の明暗　• 騒音の有無 • 室温・湿度　• 寝具の状態
	その他	• 睡眠薬の使用（種類・作用、頓服服用のタイミングなど）

ピッツバーグ
睡眠質問票（PSQI*）

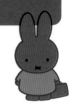

最近1カ月の睡眠についての質問に患者が自分で答えを書き
込む。これによって、睡眠障害の状態を評価する。

お名前：　　　　　　回答日時：　　　　　年　　月　　日　　時　　分

〈記入上の注意〉
1. あなたご本人が、できるだけありのままに答えてください。
2. 答えは、あてはまる項目にチェック ☑ をするか、また、空欄に直接ご記入ください。
さい。
3. 時刻を記入する場合は、午前・午後いずれかを必ずチェックしてください。
　　※昼の12時は「午後0時」、夜の12時は「午前0時」となります。

―――

過去1カ月間における、あなたの通常の睡眠の習慣についてお尋ねします。
過去1カ月間について大部分の日の昼と夜を考えて、以下のすべての質問項目にで
きる限り正確にお答えください。

1. 過去1カ月間において、通常何時ごろ寝床につきましたか？
　　就寝時刻　□1 午前　□2 午後　　　　　時　　分ごろ
　　※昼の12時は「午後0時」、夜の12時は「午前0時」となります。
2. 過去1カ月間において、寝床についてから眠るまでにどれくらい時間を要しまし
たか？
　　約　　　分
3. 過去1カ月間において、通常何時ごろ起床しましたか？
　　起床時刻　□1 午前　□2 午後　　　　　時　　分ごろ
　　※昼の12時は「午後0時」、夜の12時は「午前0時」となります。
4. 過去1カ月間において、実際の睡眠時間は何時間くらいでしたか？
　　これは、あなたが寝床の中にいた時間とは異なる場合があるかもしれません。
　　睡眠時間　1日平均　約　　　時間　　　分

5. 過去1カ月間において、どれくらいの頻度で、以下の理由のために睡眠が困難でしたか？
最も当てはまるものに1つの〇印をつけてください。

	なし	1週間に1回未満	1週間に1〜2回	1週間に3回以上
A. 寝床についてから30分以内に眠ることができなかったから	□0	□1	□2	□3
B. 夜間または早朝に目が覚めたから	□0	□1	□2	□3
C. 夜間にトイレに起きたから	□0	□1	□2	□3
D. 夜間に息苦しくなったから	□0	□1	□2	□3
E. 夜間に咳が出たり、大きないびきをかいたから	□0	□1	□2	□3
F. 夜間にひどく寒く感じたから	□0	□1	□2	□3
G. 夜間にひどく暑く感じたから	□0	□1	□2	□3
H. 夜間に悪い夢をみたから	□0	□1	□2	□3
I. 夜間に痛みがあったから	□0	□1	□2	□3
J. 上記以外の理由があれば、次の空欄に記載してください【理由】_____そういったことのために、過去1カ月間において、どれくらいの頻度で、睡眠が困難でしたか？	□0	□1	□2	□3

6. 過去1カ月間における、ご自分の睡眠の質を全体としてどのように評価しますか？
　　□0 非常によい　　□1 かなり、よい　　□2 かなり、わるい　　□3 非常に、わるい

7. 過去1カ月間において、どれくらいの頻度で、眠るために薬を服用しましたか（医師から処方された薬あるいは薬屋で買った薬を使用した）？
　　□0 なし　　□1 1週間に1回未満　　□2 1週間に1〜2回　　□3 1週間に3回以上

8. 過去1カ月間において、どれくらいの頻度で、車の運転中や食事中、社会活動中など眠ってはいけないときに、起きていられなくなり困ったことがありましたか？
　　□0 なし　　□1 1週間に1回未満　　□2 1週間に1〜2回　　□3 1週間に3回以上

9. 過去1カ月間において、物事をやり遂げるのに必要な意欲を持続するうえで、どのくらい問題がありましたか？
　　□0 まったく問題なし　　　□1 ほんのわずかだけ問題があった
　　□2 いくらか問題があった　□3 非常に大きな問題があった

出典／土井由利子、簔輪眞澄、内山真ほか：ピッツバーグ睡眠質問票日本語版の作成、精神科治療学 第13巻06号、星和書店、1998

エップワース眠気尺度（ESS*）

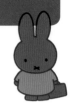

日中の過眠症状をアセスメントするスケールである。睡眠時無呼吸症候群の発見に有用であるとされる。

状態（どんなときに眠ってしまいますか）最近の生活のなかで最もあてはまる番号に○をつけてください。	0：眠ってしまうことはない 1：時に眠ってしまう 2：しばしば眠ってしまう 3：だいたいいつも眠ってしまう			
1. 座って読書をしているとき	0	1	2	3
2. テレビを見ているとき	0	1	2	3
3. 他人もいる公共の場所で動かずに座っているとき（例えば劇場や会議）	0	1	2	3
4. 乗客として1時間休憩なしで自動車に乗っているとき	0	1	2	3
5. 状況が許せば、午後に休息をとるために横になっているとき	0	1	2	3
6. 座って誰かと話をしているとき	0	1	2	3
7. アルコールを飲まない昼食の後に静かに座っているとき	0	1	2	3
8. 車を運転中に、交通渋滞などのために数分間止まっているとき	0	1	2	3

合計11点以上	昼間でも強い眠気がある（過眠）などの病的領域。睡眠時無呼吸症候群の場合は治療を要する（11〜12点：軽症 13〜15点：中等症 16点以上：重症）
合計10点以下	正常だが、日中頻繁に眠気を感じたり、慢性的にいびきをかいたり、睡眠時に呼吸が止まったりする場合は、睡眠時無呼吸症候群の可能性がある

アセスメントからケアへ

» 睡眠障害とは睡眠に何らかの問題がある状態をいう。

» 不眠の原因は、環境や生活習慣によるもの、精神的・身体的な疾患からくるもの、薬の影響などさまざまである。さらに、不眠だけでなく、昼間の睡眠、睡眠中の病的な運動や行動、睡眠のリズムが乱れてもとに戻せない状態など、多くの状況が含まれる。不眠の原因を探り、主観的症状と客観的情報を多面的に検討・整理する。

» 睡眠障害があると、日中の眠気やだるさ、集中力低下などが引き起こされ、日常生活や社会生活に支障が出ることが問題である。日々の生活に支障のある状態が長期間持続すると、生活習慣病やうつ病などになりやすくなることがある。原因究明とともに、睡眠障害の状況に合わせた対症療法と薬物療法の検討も行われる必要がある。

睡眠時無呼吸症候群

睡眠中に限り、10秒以上の持続する無呼吸または低呼吸が繰り返し出現する病態。日中の著しい眠気と、居眠りがみられることが多い。おもに肥満や呼吸中枢の障害が原因。この病態があると高血圧、心不全、不整脈などの循環器疾患のリスクが高くなるとされている。

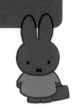

せん妄の評価
（CAM*）

①急性発症と変動性の経過、②注意散漫、③支離滅裂な
思考、④意識レベルの変化、の4項目で構成された診断ツール。

CAM日本語版

---

①急性発症と変動性の経過
（Acute onset and fluctuating course）

• 患者さんの精神状態は、ベースライン時と比べて急激な変化が
見られましたか？

• 異常な行動が日内で変動しますか？

<blockquote>
例えば   • 異常な行動が現れたり消える
        • あるいは程度が増減しがちである
</blockquote>

左記内容が当てはまる
（Yes,No）

（ご家族や看護師さんから情報を得てください）

---

②注意散漫（Inattention）

• 患者さんは集中することが困難ですか？

<blockquote>
例えば   • 他の事に気を取られやすい
        • 人の話を理解することが難しい
</blockquote>

左記内容が当てはまる
（Yes,No）

---

③支離滅裂な思考（Disorganized thinking）

• 患者さんの思考はまとまりのない、あるいは支離滅裂でしたか？

<blockquote>
例えば   • とりとめのない話や無関係な話をする
        • 不明瞭、または筋の通らない考え方をする
        • 意図が予測できず、変化についていけない
</blockquote>

左記内容が当てはまる
（Yes,No）

---

④意識レベルの変化（Altered level of consciousness）

• 全体的に見て、この患者さんの意識レベルをどう評価しますか？

意識清明　　　　　　　　　（正常）
過覚醒（過度に敏感）　　　　　　　　　　意識状態は（異常）である
傾眠（すぐに覚醒する）　　　　（異常）　　　　　　　（Yes,No）
昏迷（覚醒困難）
昏睡（覚醒不能）

①②両方とも YES　　⇨　　③④どちらか YES　　⇨　　**せん妄と判断**

出典／The Confusion Assessment Method(CAM)
　　　Akira Watanabe : Jpn J Gen Hosp Psychiatry 25(2) 165-169, 2013.

せん妄の症状

　せん妄は、脳が一時的な機能低下により活動のバラン
スを崩した状態であり、大脳辺縁系の過剰興奮と中脳・
視床・皮質系の活動低下が起こっている。意識混濁と意
識の変容がみられる。症状は活動過剰型と活動減少型で
違いがある。前者は落ち着きがなく、徘徊がみられる。多
弁であり、不安、不眠がみられる。後者は動きが乏しく、
会話が単調で無表情であり、傾眠がみられる。大手術後
の患者（術後せん妄）、脳卒中、代謝障害などの身体的要因
に、心理・環境要因が加わり発症する。

» 高齢者の場合、入院し、環境が変わるとせん妄が現れる人もいる。その要因には、①ストレスに感じていること、②睡眠のパターン、③行動の制限や抑制の状況、④ICUやリカバリールーム等の病室の特徴 (室内が24時間明るい、人工呼吸器や作業の音・医療者の声がつねに聞こえるなど) があげられる。

» 高齢者のせん妄は症状をみて認知症だと誤解されることもある。症状がアルツハイマー病などの認知症と類似しているところもあり、また認知症にせん妄が合併することがあるが、認知症とは本質的には異なるので鑑別が必要である。

» せん妄は意識が障害され、数時間から数日で回復する一過性の症状である。幻視、興奮などが多彩に認められる。一方、認知症は意識がおおむね正常であり、発症がはっきりせず、症状も目立たない。精神症状として記憶障害、失見当識が主症状である。

» せん妄の予防には、バイタルサイン値、水分バランス、出血を含む排液量、尿量、血液ガス分析、電解質を含む血液データなどをもとにした観察と判断が不可欠となる。

» 家族にはせん妄状態を説明し、協力を得る。環境面では、時計や家族の写真を近くに置き、昼と夜のメリハリをつけ、日中積極的に声をかける。時間の確認や、行うケアの内容説明などの具体的な言葉かけが求められる。

第 10 章

高齢者の
アセスメント

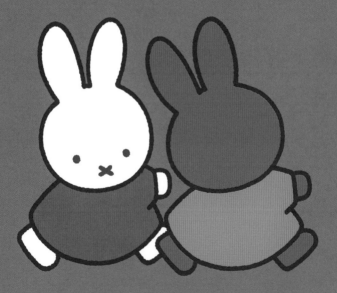

ADL* の評価

ADLの評価は看護計画の立案に重要である。評価方法は患者の年齢、障害の種類や程度に応じて選択する。評価を数値化したバーセル指数は一般によく用いられる。

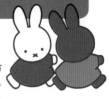

バーセル指数

※100点：全自立、60点：部分自立、40点：大部分介助、0点：全介助

1.食事	10：自立。自助具などの装着可。標準的時間内に食べ終える 5：部分介助（例：おかずを切り細かくしてもらう） 0：全介助
2.車いすからベッドへの移乗	15：自立。ブレーキ・フットレスト操作も含む（歩行自立も含む） 10：軽度の部分介助または監視を要する 5：座ることは可能であるが、ほぼ全介助 0：全介助または不可能
3.整容	5：自立（洗面、整髪、歯みがき、ひげ剃り） 0：部分介助または全介助
4.トイレ動作	10：自立。衣服の操作、後始末を含む、ポータブル便器などを使用している場合は、その洗浄も含む 5：部分介助。体を支える、衣服・後始末に介助を要する 0：全介助または不可能
5.入浴	5：自立 0：部分介助または全介助
6.歩行	15：45m以上の歩行。補助具（車いす、歩行器は除く）の使用の有無は問わない 10：45m以上の介助歩行。歩行器使用を含む 5：歩行不能の場合、車いすにて45m以上の操作可能 0：上記以外
7.階段昇降	10：自立。手すりなどの使用の有無は問わない 5：介助または監視を要する 0：不可能
8.着替え	10：自立。靴、ファスナー、装具の着脱を含む 5：部分介助。標準的な時間内、半分以上は自分で行える 0：上記以外

9.排便 コント ロール	10：失禁なし。浣腸、坐薬の取り扱いも可能 5：時に失禁あり。浣腸、坐薬の取り扱いに介助を要するも 　　のも含む 0：上記以外
10.排尿 コント ロール	10：失禁なし。収尿器の取り扱いも可能 5：時に失禁あり。収尿器の取り扱いに介助を要するものも 　　含む 0：上記以外
合計点	／100点

出典／Mahoney FI, et al: Functional evaluation, the Barthel index, Maryland State Medical Journal, 1965

 アセスメントからケアへ

» 高齢者や障害者の日常生活動作を適切に評価することは、患者の安全を把握するうえで重要となる。また、日常生活動作を測定することは、介護・看護を計画し、実践するときに、ケアの質を統一することにつながる。ADLの評価や、障害高齢者日常生活自立度判定基準は認知機能の評価項目が含まれないことから、HDS-R (p.228)やMMSE (p.230) などのスケールを併用する。適切な評価は、対象者のセルフケア能力の推進にもつながる。

» 対象者が自力で地域生活が可能かどうかは、ADLの評価だけでなくIADL (p.218) による応用的な動作の活動評価が行われる必要がある。介護保険における要介護認定の調査票や記入票には、「ADLの状況」がそれぞれ自立、一部介助、全面介助の3段階で評価されるが、さらに、IADLによる、家事一般や金銭管理など、自立度と実施度の困難さといった観点からみていくことが求められる。

手段的日常生活動作（IADL*）の評価

基本的な日常生活動作（ADL）に対して、地域社会で自立した生活を営むための、より複雑な動作がIADLである。

※採点法は各項目ごとに該当する数値を合計する（男性0〜5点、女性0〜8点）。点数が高いほど自立していることを表す。

項目		採点	
		男性	女性
A 電話を使用する能力	1. 自分から電話をかける（電話番号を調べたり、番号を押すなど）	1	1
	2. 2〜3のよく知っている番号をかける	1	1
	3. 電話に出るが自分からかけることはない	1	1
	4. まったく電話を使用しない	0	0
B 買い物	1. すべての買い物は自分で行う	1	1
	2. 少額の買い物は自分で行える	0	0
	3. 買い物に行くときはいつも付き添いが必要	0	0
	4. まったく買い物はできない	0	0
C 食事の準備	1. 適切な食事を自分で計画し準備し給仕する		1
	2. 材料が供与されれば適切な食事を準備する		0
	3. 準備された食事を温めて給仕する、あるいは食事を準備するが適切な食事内容を維持しない		0
	4. 食事の準備と給仕をしてもらう必要がある		0
D 家事	1. 家事を1人でこなす、あるいは時に手助けを要する（例：重労働など）		1
	2. 皿洗いやベッドの支度などの日常的仕事はできる		1
	3. 簡単な日常的仕事はできるが、妥当な清潔さの基準を保てない		1
	4. すべての家事に手助けを必要とする		1
	5. すべての家事にかかわらない		0

　＊　instrumental activities of daily living

E 洗濯	1. 自分の洗濯は完全に行う		1
	2. 靴下のすすぎなど簡単な洗濯をする		1
	3. すべて他人にしてもらわなければならない		0
F 移送の形式	1. 自分で公的機関を利用して旅行したり自家用車を運転する	1	1
	2. タクシーを利用して旅行するが、その他の公的輸送機関は利用しない	1	1
	3. 付き添いがいたり皆と一緒なら公的輸送機関で旅行する	1	1
	4. 付き添いか皆と一緒で、タクシーか自家用車に限り旅行する	0	0
	5. まったく旅行しない	0	0
G 自分の服薬管理	1. 正しいときに正しい量の薬を飲むことに責任が持てる	1	1
	2. あらかじめ薬が分けて準備されていれば飲むことができる	0	0
	3. 自分の薬を管理できない	0	0
H 財産取り扱い能力	1. 経済的問題を自分で管理して（予算、小切手書き、掛金支払い、銀行へ行く）一連の収入を得て、維持する	1	1
	2. 日々の小銭は管理するが、預金や大金などでは手助けを必要とする	0	0
	3. 金銭の取り扱いができない	0	0

出典／Lawton MP, et al: Gerontologist, 9, 1969

アセスメントからケアへ

» 人が毎日の生活を送るための基本的動作の ADL (p.216) 評価尺度に対して、IADL尺度は、より高次の活動性を評価するための尺度である。電話の使い方、買い物、食事の準備、家事、洗濯、移動・外出、服薬の管理、金銭の管理の8項目で構成されている。

» IADL は個人が社会のなかで果たす役割と関係した領域を含むため、尺度の内容は文化によってかなり異なる。

障害高齢者日常生活自立度判定基準

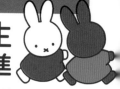

「寝たきり度判定基準」ともいい、障害高齢者の日常生活における自立度を判定する。厚生労働省により定められた基準。

生活自立	ランクJ	何らかの障害等を有するが、日常生活はほぼ自立しており独力で外出する 1. 交通機関等を利用して外出する 2. 隣近所へなら外出する
準寝たきり	ランクA	屋内での生活はおおむね自立しているが、介助なしには外出しない 1. 介助により外出し、日中はほとんどベッドから離れて生活する 2. 外出の頻度が少なく、日中も寝たり起きたりの生活をしている
寝たきり	ランクB	屋内での生活は何らかの介助を要し、日中もベッド上での生活が主体であるが、座位を保つ 1. 車いすに移乗し、食事、排泄はベッドから離れて行う 2. 介助により車いすに移乗する
	ランクC	1日中ベッド上で過ごし、排泄、食事、着替えにおいて介助を要する 1. 自力で寝返りをうつ 2. 自力では寝返りもうたない

＊判定に際しては「～をすることができる」といった「能力」の評価ではなく「状態」、特に「移動」に関わる状態像に着目して、日常生活の自立の程度を4段階にランク分けすることで評価する。

＊本基準においては何ら障害を持たない、いわゆる健常高齢者は対象としていない。

出典／厚生労働省

🙂 リハビリテーション

　障がい者・高齢者が日常の生活を保持することは、その人自身の生活の質向上と生活維持につながる。その生活にかかわる専門職業人などは、リハビリテーションの概念を理解し、彼らが社会のなかで、生活活動を維持・向上できるようかかわることが求められる。

　1982年WHOは「リハビリテーションは、能力低下やその状態を改善し、障がい者の社会的統合を達成するためのあらゆる手段を含んでいる」と定義づけている。また、国連による障がい者に関する世界行動計画の定義では、リハビリテーションは「身体的、精神的、かつまた社会的に最も適した機能水準の達成を可能とすることによって、各個人が自らの人生を変革していくための手段を提供していくことをめざし、かつ時間を限定したプロセスである」とし、「医学モデル」中心から「生活モデル」への転換という考えを示した。また、RI（国際リハビリテーション協会）は、「社会生活力」を高めることが社会リハビリテーションの目的であると規定している。

　リハビリテーションは単に職業復帰や経済的自立のみを目標とするものではない。障がい者・高齢者は、障がいを持たない人と同等の権利と社会参画が保障され、主体性を持って人間本来の生き方を追求し、社会全体の発展に寄与すべき存在である。そのためには、リハビリテーションの推進と、具体的な福祉施策の連携が必要となる。

嚥下機能の評価テスト

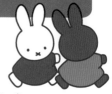

ADLや全身状態の低下した高齢者や、脳血管障害のある患者の嚥下機能を検査して、誤嚥性肺炎のリスクを把握する。

反復唾液嚥下テスト（RSST＊1）

①検者は被検者の喉頭隆起（のど仏）に指腹をつける。
②被検者に唾液を繰り返し嚥下してもらう。
③検者は被検者の喉頭の動きで判断する。

良好	30秒間に3回以上唾液嚥下ができる
不良	30秒間に2回以下

改訂水飲みテスト（MWST＊2）

①被検者に3mLの冷水を口腔内に入れて嚥下してもらう。
②嚥下反射誘発の有無、むせ、呼吸の変化を評価する。
③冷水の嚥下が可能な場合、さらに2回の唾液嚥下をしてもらう。

評点	症状
1点	嚥下なし。むせ、または呼吸変化を伴う
2点	嚥下あり。呼吸変化を伴う
3点	嚥下あり。呼吸は良好だが、むせ、または湿性嗄声を伴う
4点	嚥下あり。呼吸は良好。むせ、湿性嗄声はない
5点	4点の症状に加えて、2回の唾液嚥下が30秒以内に可能
判定不能	冷水を口から出す。無反応

※4点以上の場合は、最大3回まで行い、最も悪い点をとる。

アセスメントからケアへ

» 摂食・嚥下運動には、食物が口に入る前に何をどのく
らい、どのように食べるかを決めて行動する先行期、次
に食物を口に入れて咀嚼し、舌でまとめて咽頭へ送り
やすい形にする準備期、食物を口腔から咽頭の方向へ
移送させる口腔期、反射運動により咽頭から食道へ食
物を移送させる咽頭期、蠕動運動により食道から胃へ
食物を移送させる食道期の6期がある。これらのいずれ
かに問題がある場合を摂食障害という。

» 摂食障害のなかで、食物や唾液などの分泌物が気道に入
ることで起こるのが誤嚥である。患者によってはむせな
いこともあり、自覚症状がないため誤嚥に気づくのが遅
れ、むせる誤嚥より肺炎を引き起こす確率が高くなる。

» 摂食・嚥下障害があると診断された場合は、嚥下機能
を高めるさまざまな訓練や、食事の姿勢の調整や食べ
方、調理形態の変更を指導する。

» 問診では食後の咳や痰の増加、痰への食物の混入、食
後の嗄声、咽頭違和感、食欲低下、食事中の疲労、食
事時間の延長 (45分以上)、食事内容や食べ方の変化、体
重変化などを確認する。

» 食事のときの姿勢は、座位を保持できる場合は足・膝・
股関節が90度になるよう座らせる。臥床の場合は、気
道が閉じ誤飲しにくくなる30～45度のファーラー位を
取らせ介助する。

10

高齢者のアセスメント

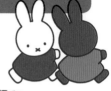

フレイルの評価
（改定 J-CHS*基準）

体重、筋力、疲労感、歩行速度、活動性、5つの指標でフレイルを診断する。厚生労働省が介護予防のために作成した「基本チェックリスト」の要素を取り入れている。

項目	評価基準
体重減少	6か月で、2kg以上の（意図しない）体重減少 （基本チェックリスト #11）
筋力低下	握力：男性＜28kg、女性＜18kg
疲労感	（ここ2週間）わけもなく疲れたような感じがする （基本チェックリスト #25）
歩行速度	通常歩行速度＜1.0m／秒
身体活動	①軽い運動・体操をしていますか？ ②定期的な運動・スポーツをしていますか？ 上記2つのいずれも「週に1回もしていない」と回答

3項目以上に該当：フレイル
1〜2項目に該当：プレフレイル
該当なし：ロバスト（健常）

出典／Sakata S and Arai H. Geriatr Gerontol Int. 2020;20(10):992-993

基本チェックリスト

合計点

4-7点：プレフレイル　8点以上：フレイル

No.	質問項目	回答（いずれかに○をお付け下さい）	
1	バスや電車で1人で外出していますか	0. はい	1. いいえ
2	日用品の買い物をしていますか	0. はい	1. いいえ
3	預貯金の出し入れをしていますか	0. はい	1. いいえ
4	友人の家を訪ねていますか	0. はい	1. いいえ
5	家族や友人の相談にのっていますか	0. はい	1. いいえ
6	階段を手すりや壁をつたわらずに昇っていますか	0. はい	1. いいえ
7	椅子に座った状態から何もつかまらずにたちあがっていますか	0. はい	1. いいえ
8	15分くらい続けて歩いていますか	0. はい	1. いいえ
9	この1年間に転んだことがありますか	0. はい	1. いいえ
10	転倒に対する不安は大きいですか	0. はい	1. いいえ
11	6カ月で2〜3kg以上の体重減少がありましたか	0. はい	1. いいえ
12	身長　　cm　　体重　　kg（BMI＝　　　）（注）		
13	半年前に比べて固いものが食べにくくなりましたか	0. はい	1. いいえ
14	お茶や汁物等でむせることがありますか	0. はい	1. いいえ
15	口の渇きが気になりますか	0. はい	1. いいえ
16	週に1回以上は外出していますか	0. はい	1. いいえ
17	昨年と比べて外出の回数が減っていますか	0. はい	1. いいえ
18	周りの人から「いつも同じことを聞く」などの物忘れがあるといわれますか	0. はい	1. いいえ
19	自分で電話番号を調べて、電話をかけることをしていますか	0. はい	1. いいえ
20	今日が何月何日かわからない時がありますか	0. はい	1. いいえ
21	（ここ2週間）毎日の生活に充実感がない	0. はい	1. いいえ
22	（ここ2週間）これまで楽しんでやれていたことが楽しめなくなった	0. はい	1. いいえ
23	（ここ2週間）以前は楽にできていたことが今ではおっくうに感じられる	0. はい	1. いいえ
24	（ここ2週間）自分が役に立つ人間だと思えない	0. はい	1. いいえ
25	（ここ2週間）わけもなく疲れたような感じがする	0. はい	1. いいえ

（注）BMI（＝体重（kg）÷身長（m）÷身長（m））が18.5未満の場合に該当とする。

10

高齢者のアセスメント

225

サルコペニアの スクリーニング

（SARC-F日本語版）

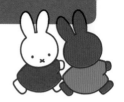

握力、歩行、椅子から立ち上がり、階段昇段動作、転倒、5つでサルコペニアの有無を評価する。得点がつけば、サルコペニアを疑う。

内容	質問	スコア
握力 （Strength）	4〜5kgのものを持ち上げて運ぶのがどのくらいたいへんですか	全くたいへんではない＝0／少したいへん＝1／とてもたいへん、またはまったくできない＝2
歩行 （Assistance in walking）	部屋の中を歩くのがどのくらいたいへんですか	全くたいへんではない＝0／少したいへん＝1／とてもたいへん、補助具を使えば歩ける。または全く歩けない＝2
椅子から立ち上がる （Rise from a chair）	椅子やベッドから移動するのがどのくらいたいへんですか	全くたいへんではない＝0／少したいへん＝1／とてもたいへん、または助けてもらわないと移動できない＝2
階段を昇る （Climb stairs）	階段を10段昇るのがどのくらいたいへんですか	全くたいへんではない＝0／少したいへん＝1／とてもたいへん、または昇れない＝2
転倒 （Falls）	この1年で何回転倒しましたか	なし＝0／1〜3回＝1／4回以上＝2

アセスメントからケアへ

フレイル

» フレイルとは、「加齢により心身が老い衰えた状態」のことを言う。つまり生理的予備能が低下することでストレスに対する脆弱性が亢進し、生活機能障害、要介護状態、死亡などの転帰に陥りやすい状態であり、健常な状態と要介護の状態の中間的な状態ともいえる。

» フレイルは高齢者に出現する状態を多方面からとらえる概念であり、筋力低下などの身体的側面だけでなく、精神や心理的側面、さらには社会的側面も含まれる。

» 身体的フレイルはサルコペニアやロコモの影響を受けていることを理解する。特に高齢者のフレイルは、生活の質を落とし、さまざまな合併症も引き起こす危険がある。そのため、早期にフレイルの状態を診断し、早く介入しケアにつなげる必要がある。

» フレイルのアセスメントはフレイルのいくつかの評価基準をもとに体重減少、筋力低下、疲労感、歩行速度、日常生活における身体活動などを測定し判断する。測定時には患者の全体を観察しながらアセスメントを進める。

» 転倒するケースが多くなる。転倒による「偶発の環境要因」、「歩行やバランス障害、筋力低下」といった身体虚弱を原因とする「骨折」や「外傷性脳出血」などに移行しないようケアする。

サルコペニア

» 「高齢期にみられる骨格筋量の減少と, 筋力もしくは身体機能の低下」であり、骨格筋、骨、関節などの運動器の機能低下によって立つ, 歩くなどの移動機能が低下した状態」といえる。

» 筋力の測定や身体能力の測定によるアセスメントを実施する。測定時はバランスを崩して転倒しないよう安全面への配慮が求められる。筋量を維持、増進していくためには運動と適切なアミノ酸補給がポイントとなるため、患者本人、家族への生活指導につなげていく必要がある。

改訂長谷川式簡易知能評価スケール（HDS-R[*]）

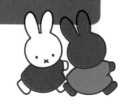

被検者自身に質問し、認知症かそうでないかを判別するための
スクリーニング検査である。日本では最も一般的に用いられる。

※30点満点中20点以下は認知症の疑いあり。

	質問内容		配点		
1	お歳はいくつですか？　（2歳までの誤差は正解）			0	1
2	今日は何年の何月何日ですか？ 何曜日ですか？ （年月日、曜日が正解でそれぞれ1点ずつ）	年		0	1
		月		0	1
		日		0	1
		曜日		0	1
3	私たちがいまいるところはどこですか？ （自発的にでれば2点、5秒おいて家ですか？　病院ですか？　施設ですか？　のなかから正しい選択をすれば1点）		0	1	2
4	これから言う3つの言葉を言ってみてください。あとでまた聞きますのでよく覚えておいてください。 （以下の系列のいずれか1つで、採用した系列に○印をつけておく） 1：　a）桜　　b）猫　　c）電車 2：　a）梅　　b）犬　　c）自動車			0	1
				0	1
				0	1
5	100から7を順番に引いてください。 （100−7は？、それからまた7を引くと？と質問する。最初の答えが不正解の場合、打ち切る）	(93)		0	1
		(86)		0	1
6	私がこれから言う数字を逆から言ってください。 （6-8-2、3-5-2-9を逆に言ってもらう、3桁逆唱に失敗したら打ち切る）	(2-8-6)		0	1
		(9-2-5-3)		0	1

7	先ほど覚えてもらった言葉をもう一度言ってみてください。 (自発的に回答があれば各2点、もし回答がない場合以下のヒントを与え正解であれば1点 a) 植物　b) 動物　c) 乗り物)	a：0　1　2 b：0　1　2 c：0　1　2
8	これから5つの品物を見せます。それを隠しますのでなにがあったか言ってください。(時計、鍵、タバコ、ペン、硬貨など必ず相互に無関係なもの)	0　1　2 3　4　5
9	知っている野菜の名前をできるだけ多く言ってください。 (答えた野菜の名前を右欄に記入する。途中で詰まり、約10秒間待っても答えない場合にはそこで打ち切る) 0〜5＝0点、6＝1点、7＝2点、8＝3点、9＝4点、10＝5点	0　1　2 3　4　5 ．．．．．．．．．． ．．．．．．．．．． ．．．．．．．．．． ．．．．．．．．．．
		合計得点

出典／加藤伸司ほか：改訂長谷川式簡易知能評価スケール（HDS-R）の作成、老年精神医学雑誌 2（11）、ワールドプランニング、1991

 アセスメントからケアへ

» 認知症を知能から評価するテストである。被検者への口頭による質問で、短期記憶や見当識、記銘力などを評価する。質問者の熟練度にさほど左右されることなく一定の結果が得られる。検査時間は20分前後と短い。

» あくまでも質問に対する答えを評価の基本としているため、意思疎通困難者には適さない。一方、経過を追って認知症の状態の変化を把握することに利用できる。

» テスト実施時は被検者に目的を説明し、了承を得る。

» 5、6、9の項目にある「途中で打ち切る」などのルールを理解して進めること、被検者が調査に集中できるよう静かな場所を選定し、環境を整えることが大切である。

MMSE[*]

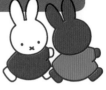

被検者自身に質問し、認知症かそうでないかを判別する
ためのスクリーニング検査である。世界的に最も普及して
いる。

※30点満点中23点以下は認知症の疑いあり。

	質問内容	回答	得点
1（5点）	今年は何年ですか 今の季節は何ですか 今日は何曜日ですか 今日は何月何日ですか	年 曜日 月 日	0/1 0/1 0/1 0/1 0/1
2（5点）	ここは何県ですか ここは何市ですか ここは何病院ですか ここは何階ですか ここは何地方ですか（例：関東地方）	県 市 病院 階 地方	0/1 0/1 0/1 0/1 0/1
3（3点）	物品名3個（相互に無関係） 検者は物の名前を1秒間に1個ずつ言う。その後被検者に繰り返させる。 正答1個につき1点を与える。3例すべて言うまで繰り返す（6回まで）。 何回繰り返したかを記せ。　　回		0〜3
4（5点）	100から順に7を引き（5回まで）、あるいは「フジヤマ」を逆唱させる。		0〜5
5（3点）	3で提唱した物品名を再度復唱させる。		0〜3
6（2点）	（時計を見せながら）これは何ですか？ （鉛筆を見せながら）これは何ですか？		0/1 0/1
7（1点）	次の文章を繰り返させる。 「みんなで、力を合わせて綱を引きます」		0/1

8 （3点）	（3段階の指示） 「右手にこの紙を持ってください」 「それを半分に折りたたんでください」 「机の上に置いてください」		0/1 0/1 0/1
9 （1点）	（次の文章を読んでその指示に従って ください） 「眼を閉じてください」		0/1
10 （1点）	（何か文章を書いてください）		0/1
11 （1点）	（次の図形を描いてください） 		0/1
		合計得点	

出典／Folstein MF, et al: Journal of Psychiatric Research, 12, 1975

アセスメントからケアへ

» 認知症は早期発見、早期治療が重要である。MMSEも認知症の疑いがある被検者のために米国で開発された検査法で、主として大脳後半部の機能を調べるテストである。

» 自身を認知症と認めたくない被検者のなかには、病気であることを否定する人もいるため、実施中の被検者の集中度や言動などの様子を観察する必要がある。

» テストは静かな環境下で実施する。

認知症行動障害尺度（DBD*13）

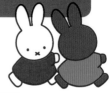

認知症患者の行動障害をアセスメントするツール。地域包括ケアシステムのための認知症アセスメントツール「DASC-21」の短縮版。

※点数が低いほど状態がよい。総合得点の変化だけでなく、どの項目の点数があり、その後どのように変化したかにも着目する。

以下の評価に従って得点を記入する。
まったくない＝0点／ほとんどない＝1点／ときどきある＝2点／よくある＝3点／常にある＝4点

No.	質問内容	点数
1	同じことを何度も何度も聞く	
2	よく物をなくしたり、置き場所を間違えたり、隠したりしている	
3	日常的な出来事に関心を示さない	
4	特別な理由がないのに夜中起き出す	
5	特別な根拠もないのに人に言い掛かりをつける	
6	昼間、寝てばかりいる	
7	やたらに歩き回る	
8	同じ動作をいつまでも繰り返す	
9	口汚くののしる	
10	場違いあるいは季節に合わない不適切な服装をする	
11	世話をされるのを拒否する	
12	明らかに理由なしに物を貯め込む	
13	引き出しやタンスの中身を全部出してしまう	
	合計	／52

出典／町田綾子「Dementia Behavior Disturbance Scale（DBD）短縮版の作成および信頼性，妥当性の検討：ケア感受性の高い行動障害スケールの作成を目指して」『日本老年医学会雑誌』49巻4号：465 一部改変

高齢者の睡眠に関する問診

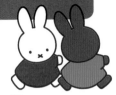

高齢者自身に質問し、睡眠を妨害している要因、睡眠の質と量に影響している要因をあきらかにする。

睡眠の状態についての主観	• 朝起きたときに熟眠感はあるか • 昼間、眠気に襲われたり、ぼんやりしたりすることがあるか • 日中、疲労感のために思うように行動できないことはあるか • あなたの睡眠を10段階で評価するといくつか
就寝前の活動について	• 昼間と夕方にどんな活動をするか • 普段何時に床に就くか • 就寝前にしている習慣はあるか • 入眠を助けてくれるものはあるか（例：食べ物、飲み物、環境、リラクゼーション方法など） • 眠るために、あるいは眠らないために薬を使用しているか（その薬は） • 夕食時、あるいは夕食後にアルコールを飲むか（何をどのくらい）
夜間の睡眠パターンについて	• 夜はどこで寝るか（例：寝室、居間など、またベッドか布団か） • ベッド（布団）に入ってから寝つくまでの時間 • 夜間に目が覚めるか（何回くらい） • 夜間に目覚める原因は（例：物音、照明、家人の気配、トイレ） • 最近、就寝時間、起床時間、睡眠時間に変化はあったか

アセスメントからケアへ

» 高齢者の睡眠の特徴は「深い睡眠が少なくなる」「レム睡眠が少なくなる」「中途覚醒が増える」などである。老化に伴い運動量が減ると、身体の代謝量も減る。そのため眠りが浅くなり、レム睡眠も少なくなる。一方で、夜中に目が覚めてしまう中途覚醒が増え、全般的には睡眠の質が低下する。

» 夜間の中途覚醒の原因には、排尿のための覚醒もある。男性の場合、前立腺肥大症のために頻尿をきたして覚醒することもある。

» 高齢者の傾向としては、一般的に外出する機会や社会とのかかわりが少なくなる。脳への刺激が減ったり、孤独感や心配事などの精神的な不安要因を抱えたりすることで、不眠症状へとつながりやすくなる。

» 高齢者に限らないが、不眠症の人は眠ろうとしてよけい眠れなくなり、悪循環となる場合がある。眠れないときには、それに代わる何かを行ったり、自分の中にある睡眠時間の考え方を変えたりすることも対応策となる。

» 一般に不眠の初期においては、睡眠薬は不可欠といわれている。しかし、習慣性や依存性がみられることから、薬物に対する不安を感じる人もいる。薬物療法だけでなく、生活習慣や生活パターンを変えて、睡眠に悪影響を与えているものを特定し、新たな睡眠習慣を身につけられるよう適切にかかわる必要がある。

日本語版老年期うつ病評価尺度

（GDS15*）

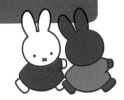

うつ病に伴う認知症様症状と認知症との判別が重要である。
認知機能に障害がある場合は、評価の信頼性が低くなること
に注意する。

※1、5、7、11、13には「はい」0点、「いいえ」に1点を、2、3、4、6、8、9、
10、12、14、15にはその逆を配点し合計する。5点以上がうつ傾向、10点以上が
うつ状態とされている。

1.	毎日の生活に満足していますか	（いいえ	はい ）
2.	毎日の活動力や周囲に対する興味が低下したと思いますか	（はい	いいえ ）
3.	生活が空虚だと思いますか	（はい	いいえ ）
4.	毎日が退屈だと思うことが多いですか	（はい	いいえ ）
5.	たいていは機嫌よく過ごすことが多いですか	（いいえ	はい ）
6.	将来の漠然とした不安に駆られることが多いですか	（はい	いいえ ）
7.	多くの場合は自分が幸福だと思いますか	（いいえ	はい ）
8.	自分が無力だなあと思うことが多いですか	（はい	いいえ ）
9.	外出したり何か新しいことをするより家にいたいと思いますか	（はい	いいえ ）
10.	何よりもまず、もの忘れが気になりますか	（はい	いいえ ）
11.	いま生きていることが素晴らしいと思いますか	（いいえ	はい ）
12.	生きていても仕方がないと思う気持ちになることがありますか	（はい	いいえ ）
13.	自分が活気にあふれていると思いますか	（いいえ	はい ）
14.	希望がないと思うことがありますか	（はい	いいえ ）
15.	周りの人があなたより幸せそうに見えますか	（はい	いいえ ）

合計　　　　　点

出典／松林公蔵、小澤利男：総合的日常生活機能評価法、Geriatric Medicine 32、1994

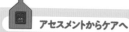 **アセスメントからケアへ**

» うつ病は早期治療で軽快する疾患である。未治療のまま放置すると、自殺リスクが高くなる疾患でもある。

» 高齢期のうつ病には配偶者の死や自身の健康状態が思わしくないなど、環境的、心理的要因がある。

» うつ病の急性期には、はげましてはいけない時期がある。最初の1カ月は強い促しをしないようにし、ゆっくりとした時間のなかで生活するようにする。

» 薬の調整とともに、睡眠をしっかりとることも大切である。

» 回復期には、外泊などの経験を取り入れながら、少しずつ社会復帰できるよう促していく必要がある。

» 高齢者はこれまでの人生において、さまざまな出来事や苦難を乗り越えてきた経験を持つ。これらの経験は自尊心となって今の人格をつくっている。心のケアをしていくうえで、患者のそれまでの人生や経験してきたことを振り返ることが、解決のヒントになる場合もあることを理解する必要がある。

第 11 章

救急救命の
アセスメント

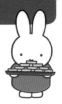

意識障害の評価

意識障害を起こした患者からは既往や症状の聴取ができないため、刺激に対する反応や反射から状態を評価する。

 ジャパン・コーマ・スケール（JCS＊1）

※数値が大きいほど重症度が高い。

I. 刺激しなくても覚醒している状態（1桁の点数）	
1	だいたい意識清明だが、今ひとつはっきりしない
2	時・人・場所がわからない（見当識障害）
3	自分の名前、生年月日が言えない
II. 刺激すると覚醒する状態（刺激をやめると眠り込む）（2桁の点数）	
10	普通の呼びかけで容易に開眼する
20	大きな声または身体を揺さぶることにより開眼する
30	痛み刺激を加えつつ呼びかけを繰り返すと、かろうじて開眼する
III. 刺激しても覚醒しない状態（3桁の点数）	
100	痛み刺激に対し、払いのけるような動作をする
200	痛み刺激で少し手足を動かしたり、顔をしかめる
300	痛み刺激にまったく反応しない

R（restlessness）：不穏　　I（incontinence）：失禁
A（apallic state・akinetic mutism）：失外套＊2状態・無動性無言症

（記載例： I -3、II -20-R、III -100-RI など。意識清明の場合は0と表す）

グラスゴー・コーマ・スケール（GCS[1]） ・・・・・・・・・・・・・・

※3つの項目のスコアの合計を求める。スコアが高いほど軽症。
最も軽症は15点、3〜4点は昏睡を示す。

観察項目	反応	スコア
1. 開眼（E） （eye opening）	自発的に可	E 4
	呼びかけに応じて	E 3
	痛み刺激に対して	E 2
	なし	E 1
2. 最良言語反応（V） （best verbal response）	見当識あり	V 5
	混乱した会話	V 4
	混乱した言葉	V 3
	理解不明の音声	V 2
	まったくなし	V 1
3. 最良運動反応（M） （best motor response）	命令に従う	M 6
	疼痛部の認識	M 5
	逃避反応	M 4
	異常な屈曲運動	M 3
	伸展反射	M 2
	まったくなし	M 1

11

救急救命のアセスメント

 アセスメントからケアへ

» 意識障害とは、物事を正しく理解・判断することや、周囲の刺激に対する適切な反応が損なわれた状態である。

» 意識障害は低血糖やさまざまな疾患によって引き起こされるが、大事なことは救命することである。

» 意識レベルを確認したあとは、BLS[2]やACLS[3]の適応かどうかを判断し、措置を実施する。

---

*1 Glasgow coma scale ＊2 basic life support ＊3 advanced cardiac life support

瞳孔所見 ・・・・・・・・・・・・・・・・・・・・・・・・・・・・・・・・・・・

※正常な瞳孔は直径3〜5mmの円形。左右対称（左右差0.25mm以下は正常）

正常・縮瞳・散瞳	対光反射	病変部位	疾患
両側正円同大	あり	大脳の広範な領域	代謝性脳症、睡眠薬中毒
両側正円同大	なし	中脳	視床出血、正中ヘルニアを起こす疾患
両側高度縮瞳	あり	橋	橋出血、モルヒネ中毒
一側散瞳	散瞳側なし	散瞳側の大脳半球（片側の小脳テント上）	テント切痕ヘルニアを起こす疾患

 アセスメントからケアへ

» 臨床で瞳孔の反射を確認するときは、意識障害を伴う患者の状態把握のときが多い。対光反射の確認だけでなく、開眼の状況、眼球位置、瞳孔径、眼球運動も同時に観察する。

» 瞳孔径が正常で左右同大、対光反射が保たれていれば、中脳の機能は維持されていることになる。

» 全身状態の観察のため、バイタルサインの確認、反射などの状況を観察する。状態によっては、24時間モニターによる心機能の把握が必要となる。

AIUEOTIPS

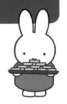

意識障害を原因によって分類するために、アルファベット
の頭文字からAIUEOTIPS（アイウエオチップス）として覚
える。

	AIUEOTIPS	意識障害の原因
A	alcohol and other drugs	急性アルコール中毒、薬剤性
I	insulin [diabetes]	糖尿病性低・高血糖、糖尿病性昏睡
U	uremia	尿毒症、肝性昏睡、低・高ナトリウム血症
E	epilepsy	てんかん
	electrolytes	電解質異常
	endocrinopathy	内分泌疾患
	encephalopathy	高血圧性・肝性脳症
O	oxygen	低酸素
	opiates	薬物中毒
T	trauma	外傷
	temperature	低・高体温
I	infection [CNS、systemic]	感染症（中枢神経、全身）
P	psychiatric	精神疾患
	porphiria	ポルフィリン症
S	stroke	脳卒中
	SHA*	くも膜下出血
	shock	ショック

 アセスメントからケアへ

» 意識障害の患者が搬送されてきたときに疑うべき基本事
項である。意識障害の原因になっている疾患の可能性
を、問診・視診・触診・打診などを併用し、確認する。

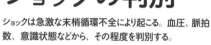

ショックの判別

ショックは急激な末梢循環不全により起こる。血圧、脈拍数、意識状態などから、その程度を判別する。

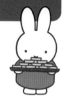

ショックの分類

ショックの分類	おもな要因
循環血液量減少性ショック	脱水、腹膜炎、出血、熱傷、下痢、イレウス、糖尿病性ケトアシドーシス、利尿薬投与
血液分布異常性ショック	脊髄損傷、敗血症、アナフィラキシー
心原性ショック	心筋梗塞、重症不整脈、心臓弁膜症、心筋症、心筋炎
心外閉塞・拘束性ショック	心タンポナーデ、肺血栓塞栓症、緊張性気胸

ショックスコア

※5項目の合計点により評価する。

項目	0点	1点	2点	3点
収縮期血圧（BP）（mmHg）	100≦BP	80≦BP<100	60≦BP<80	BP<60
脈拍数（PR）（回／分）	PR≦100	100<PR≦120	120<PR≦140	140<PR
塩基過剰（BE*）（mEq/L）	−5≦BE≦+5	±5≦BE≦+10	±10≦BE≦±15	±15<BE
尿量（UV）（mL／時）	50≦UV	25≦UV<50	0<UV<25	0
意識状態	清明	興奮から軽度の応答の遅延	著明な応答の遅延	昏睡

合計点	0～4点	5点以上
評価	非ショック	ショック

出典／小川龍：ショックの定量的評価法、救急医学3（3）、へるす出版、1979

ショック指数と推測される出血量 ･････････････････

ショック指数＝脈拍数÷収縮期血圧
例：脈拍数120　血圧60／40mmHg
　　⇒120÷60＝2　⇒2,000mL以上の出血

ショック指数	推測される出血量	重症度
0.5～1.0	約1,000mLまで	軽症
1.5前後	約1,500mL	中等度
2.0以上	約2,000mL以上	重症

出血性ショックの分類 ･････････････････

※体重70kgを想定

		Class I	Class II	Class III	Class IV
出血量（mL）		<750	750～1,500	1,500～2,000	>2,000
出血量（％循環血液量）		<15%	15～30%	30～40%	>40%
脈拍数（回／分）		<100	>100	>120	>140
血圧	収縮期	不変	不変	低下	低下
	拡張期	不変	上昇	低下	低下
脈圧		不変または上昇	低下	低下	低下
呼吸数（回／分）		14～20	20～30	30～40	>40または無呼吸
意識レベル		軽度の不安	不安	不安、不穏	不穏、無気力
対応			輸血が必要な場合もあるが、初期には輸液のみで対応可	ほとんどの場合で輸血が必要	緊急輸血と早期の治療が必要

出典／日本外傷学会、日本救急医学会監修：改訂第4版外傷初期診療ガイドラインJATEC、へるす出版、2013

» 救急現場では、傷病者の状態観察と環境観察が行われる。傷病者の病院への搬送は、傷病者に接触し、重症度を判断して行われる。

» 第1段階は生理学的評価を行う。JCS (p.238)、呼吸数、脈拍数、収縮期血圧、SpO₂、ショック症状の有無などである。第2段階は、解剖学的評価である外傷の有無とその程度、四肢の麻痺の有無、腹部膨隆や筋性防御などである。第3段階は受傷機転の評価であり、事故や状況の把握をする。第4段階はその他の評価で、小児、高齢者、妊婦などの対象の把握、既往歴や治療歴などが確認される。以上の内容を5分以内で実施することが求められる。

» 意識状態を確認するときは、耳元で、最初は普通の声で確認し、徐々に声を大きくし数回確認する。痛みの刺激反応の確認は母指で胸骨を強く圧迫し、苦痛表情や開眼するかを確認する。口腔を開口し、気道閉塞がないかを確認したあと、顎を持ち上げ、頭部後屈を取らせ、気道を確保する。

» 救護者自身は、傷病者に接する前に感染症に対する対応 (スタンダードプリコーション：標準予防対策) ができている必要がある。

» 現場では、つねに二次災害の発生の可能性がないかどうかを確認する。

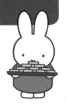

熱傷の評価

熱傷面積を求め、深達度を特定し、熱傷の重症度を評価する。

 熱傷面積の概算法① 手掌法 ‥‥‥‥‥‥‥‥‥

> 片手の手掌と指腹を合わせた面積を、体表面の1％として概算する。

 熱傷面積の概算法② 9の法則・5の法則 ‥‥‥‥‥

9の法則（成人に適用）

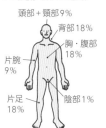

頭部＋頸部9％
背部18％
胸・腹部18％
片腕9％
片足18％
陰部1％

5の法則（小児と乳児に適用）

小児

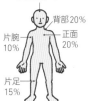

頭部全体15％
背部20％
片腕10％
正面20％
片足15％

乳児

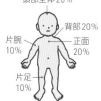

頭部全体20％
背部20％
片腕10％
正面20％
片足10％

 熱傷の深達度 ‥‥‥‥‥‥‥‥‥‥‥‥‥‥‥‥‥‥

深達度	特徴
1度（表皮）熱傷	皮膚の発赤、軽度の疼痛のみ
浅達性2度（真皮浅層）熱傷	真皮に赤色の水疱、強い疼痛、腫脹
深達性2度（真皮深層）熱傷	真皮に白色の水疱、知覚の鈍麻、瘢痕やケロイドが残る
3度（皮下）熱傷	皮膚の全層に傷害、疼痛は感じない。表面は白色または炭化。皮膚移植が必要

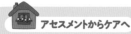 **アセスメントからケアへ**

» 熱傷の重症度は、熱傷深度、面積、気道熱傷の有無、
  患者背景（年齢、既往歴など）から判定を行う。

» 熱傷の回復過程は患者の体力、栄養状態、臓器機能、感
  染兆候の有無などが関与し、治療成績に影響を与える。

» 熱傷は冷水ですばやく冷やすことが推奨される。水をか
  けるときは、水疱が破れないように服の上からかける。

» 水疱が崩れると、感染しやすい状況が生まれる。処置
  を行うときは、スタンダードプリコーション（標準予防対
  策）を徹底し、感染を予防する。

» 熱傷の治療は長い時間を必要とする。治療は皮膚処置
  に伴う苦痛が強いため、処置の準備・手順を統一し、
  効率よく実施できるよう配慮する。

» 気道熱傷の場合は、呼吸ができなくなるおそれがある
  ため、ただちに気道確保する処置が求められる。

START*式
トリアージ

大災害などの際に、限られた資源で最大多数の傷病者
を救うためには、トリアージ（選別）を行わなければならない。

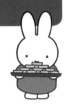

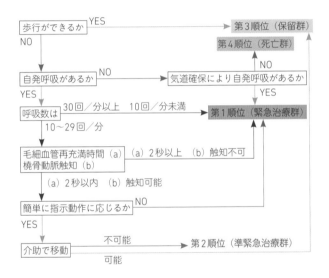

* simple triage and rapid treatment

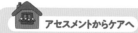

アセスメントからケアへ

- » トリアージ (triage) は、治療 (treatment)、搬送 (transport) とともに、災害時医療で最も重要な３つの要素 (3T) のひとつである。

- » トリアージに要する時間は傷病者数と症状の程度等により異なるが、１人当たりおよそ数十秒から数分程度で終わらせる。

- » 記載内容は年齢、性別、住所、電話番号など、傷病名、バイタルサイン (呼吸、脈拍、血圧、意識など)、搬送医療機関、トリアージ実施場所、実施時刻、トリアージ区分、実施した処置などである。記載の優先順位が高い項目は、傷病者番号、トリアージ実施者氏名、実施月日、時刻、トリアージ区分、症状・傷病名である。

- » トリアージタグは、原則として、右手首関節部につける。その部分が受傷している場合は、左手首関節部、右足関節部、左足関節部あるいは首の順に、つける部位を変える。なお、衣服や靴等にはつけない。

- » トリアージタグは、傷病者の収容先等の安否情報としても利用可能である。各医療従事者や救護班のスタッフは、トリアージの結果に基づき、各場面においてそれぞれ適切に対応する。トリアージの結果は、傷病者およびその家族が納得できるよう、傷病者の状況を説明し、可能な限り理解を得るよう努める。

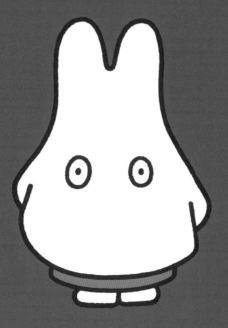

付録

人体の名称

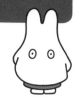

頭頸部の領域

後頭部の領域

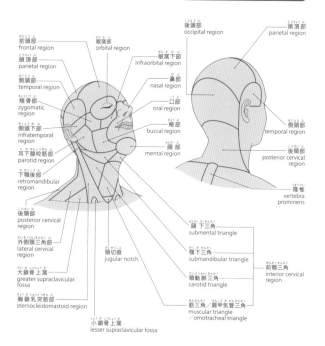

前頭部
frontal region

頭頂部
parietal region

側頭部
temporal region

頬骨部
zygomatic region

側頭下部
infratemporal region

耳下腺咬筋部
parotid region

下顎後部
retromandibular region

後頭部
posterior cervical region

外側頸三角部
lateral cervical region

大鎖骨上窩
greater supraclavicular fossa

胸鎖乳突筋部
sternocleidomastoid region

眼窩部
orbital region

眼窩下部
infraorbital region

鼻部
nasal region

口部
oral region

頬部
buccal region

頤部
mental region

頸切痕
jugular notch

小鎖骨上窩
lesser supraclavicular fossa

後頭部
occipital region

頭頂部
parietal region

側頭部
temporal region

後頸部
posterior cervical region

隆椎
vertebra prominens

頤下三角
submental triangle

顎下三角
submandibular triangle

頸動脈三角
carotid triangle

筋三角／肩甲気管三角
muscular triangle ／ omotracheal triangle

前頸三角
interior cervical region

250

胸腹部の領域

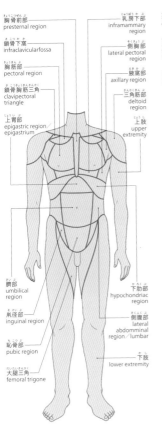

胸骨前部
presternal region

鎖骨下窩
infraclavicularfossa

胸筋部
pectoral region

鎖骨胸筋三角
clavipectoral triangle

上胃部
epigastric region／epigastrium

臍部
umbilical region

鼠径部
inguinal region

恥骨部
pubic region

大腿三角
femoral trigone

乳房下部
inframammary region

側胸部
lateral pectoral region

腋窩部
axillary region

三角筋部
deltoid region

上肢
upper extremity

下肋部
hypochondriac region

側腹部
lateral abdomminal region／lumbar

下肢
lower extremity

背部と臀部の領域

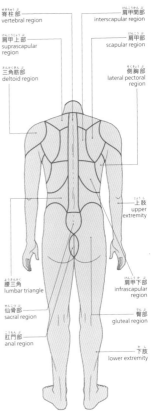

脊柱部
vertebral region

肩甲上部
suprascapular region

三角筋部
deltoid region

肩甲間部
interscapular region

肩甲部
scapular region

側胸部
lateral pectoral region

上肢
upper extremity

腰三角
lumbar triangle

仙骨部
sacral region

肛門部
anal region

肩甲下部
infrascapular region

臀部
gluteal region

下肢
lower extremity

付

人体の名称

251

太文字…スケール・分類名

ミッフィーの早引き アセスメント&ケアハンドブック
最新改訂版

2021年10月1日　初版第1刷発行

監修者　稲冨恵子
編著者　工藤綾子
発行者　澤井聖一

発行所　株式会社エクスナレッジ
　　　　〒106-0032
　　　　東京都港区六本木7-2-26
　　　　https://www.xknowledge.co.jp/

問合せ先　編集　Tel 03-3403-1381
　　　　　　　　Fax 03-3403-1345
　　　　　　　　info@xknowledge.co.jp
　　　　　販売　Tel 03-3403-1321
　　　　　　　　Fax 03-3403-1829

無断転載の禁止
本書の内容（本文、図表、イラスト等）を当社および著作権者の承諾なしに無
断で転載（翻訳、複写、データベースへの入力、インターネットでの掲載等）する
ことを禁じます

© Keiko Inatomi,Ayako Kudo, 2021

Illustrations Dick Bruna © copyright Mercis bv,1953-2021 www.miffy.com